このシールをはがすと，本書巻末の付録1〜4（PDF形式）をダウンロードするためのユーザー名とパスワードが記載されています。

ここからはがしてください。

本 Web 付録の利用ライセンスは，本書 1 冊につき 1 つ，個人所有者 1 名に対して与えられるものです。第三者への ID（ユーザー名）とパスワードの提供・開示は固く禁じます。また図書館・図書施設など複数人の利用を前提とする場合には，本 Web 付録を利用することはできません。

処置時の鎮静・鎮痛ガイド

Procedural Sedation & Analgesia

編集

乗井達守	University of New Mexico Assistant Professor of Emergency Medicine

執筆（執筆順）

乗井達守	University of New Mexico Assistant Professor of Emergency Medicine
安宅一晃	奈良県総合医療センター 集中治療部部長
金澤剛志	健和会大手町病院 総合診療科・感染症内科
吉村真一朗	聖ヨハネ病院 緩和ケア内科
下里アキヒカリ	健和会大手町病院 副院長／集中治療室室長
星野あつみ	但馬救命救急センター 救急集中治療科医長
中沼寛明	健和会大手町病院 外科
木村信彦	東京ベイ・浦安市川医療センター 救急集中治療科
本間洋輔	東京ベイ・浦安市川医療センター 救急集中治療科
舩越　拓	東京ベイ・浦安市川医療センター 救急集中治療科／東京女子医科大学八千代医療センター 画像診断・IVR科
竹内慎哉	高知医療センター 救急救命センター
石上雄一郎	飯塚病院 緩和ケア科
有野　聡	公立昭和病院 救急科
山口征啓	健和会大手町病院 感染症内科
荒井三記子	国立国際医療研究センター病院 総合診療科

医学書院

謹告

本書に記載されている治療法や医薬品の使用法に関しては，出版時点における最新の情報に基づき，正確を期するよう，編集者，著者ならびに出版社はそれぞれ最善の努力を払っております．しかし，医学・医療の進歩により，あらゆる観点にて正確かつ完全であると保証するものではありません．

実際の治療，医薬品の使用にあたっては，添付文書や最新データの確認をするなど，読者ご自身で細心の注意を払っていただくことを要望いたします．治療法・医薬品による不測の事故に対して，編集者，著者ならびに出版社は，その責を負いかねます．

株式会社　**医学書院**

処置時の鎮静・鎮痛ガイド

発　行　2016年11月15日　第1版第1刷©
　　　　2020年11月1日　第1版第3刷

編　集　乗井達守（のりいたつや）

発行者　株式会社　医学書院
　　　　代表取締役　金原　俊
　　　　〒113-8719　東京都文京区本郷1-28-23
　　　　電話　03-3817-5600（社内案内）

印刷・製本　大日本法令印刷

ISBN978-4-260-02830-1

まえがき

私は本屋を歩くのが好きです．色とりどりの表紙や，工夫された帯を見ると，幸せな気持ちになります．著者たちのグループが処置時の鎮静および鎮痛（procedural sedation and analgesia：PSA）コース，通称セデーションコースを始めたのが，2012年です．それ以降，本屋に行くたびに，PSAについての記述を探すようになりました．

つい先日，医学書コーナーで，消化器内視鏡の本を端から端まで読んでみましたが，PSAに関する記述があるのはたった1冊だけでした．しかも，半ページだけ．どれも，300ページ以上あるしっかりした厚みのある本です．PSAとよく関わりのある救急の本を見ても似たようなものでした．残念ながら，PSAについて学べる機会はいまだに多くありません．

米国で行われていたコースを日本向けに改良し，定期的に開催するようになってから5年．多くの方がコースを受講してくれました．麻酔科医だけでなく，救急医，小児科医，消化器内視鏡をされている先生や，循環器の医師や歯科医など，多様な医師が参加してくれました．PSAに定期的に関わる看護師の参加もよくあります．

参加者や，新しくインストラクターになった方から「もっと勉強したいが，よい教科書はないか？」という質問をよく受けました．残念ながら，そんな本はありませんでした．

そこで，この本を作ることにしました．この本は，小児から高齢者まで，どのような患者へのPSAも扱う対象としています．そのような，PSAのための実践的な本は日本で初めてです．麻酔科以外を専門にしている人にも読みやすいように，工夫しています．

そもそも鎮静は，麻酔科だけのものではありません．「“非”麻酔科医のための鎮静・鎮痛ガイドライン」という，ちょっと変わったタイトルのガイドラインがあります．この本の骨格となっているガイドラインで，本文中でも，何度も繰り返し引用されています．“非”麻酔科，というと，当然，麻酔科以外みんなを指します．内科，外科，救急科，産婦人科，小児科，それに放射線科だって入ります．

ところがこのガイドライン，麻酔科医によって書かれ，そして麻酔科医も読むことを前提に書かれています．載った雑誌も，ずばり“Anesthesiology（麻酔学）”．この雑誌を読んでいるのは，普通は麻酔科医です．“Anesthesiology”が机に並んでいる内科や外科の先生なんて見たことがありません．

論文のタイトルは，“非麻酔科医のための”と書かれていますが，“麻酔科医”が読むように書かれているわけです．非麻酔科医も，麻酔科医も，みんなが関わるトピック．それがPSAです．

本の前半でPSAの体系的なアプローチを紹介します．“リスクの評価はどうするのか”“鎮静中のモニタリングのピットフォール”“薬剤の特徴”など，PSAを行うにあたって土台となる知識を扱います．読者の方が施行される処置が，ある特定の処置であったとしても，各論を読まずに，まずこちらを読んでもらいたいと思います．

後半は，行う処置に応じたPSAを紹介しています．小児患者に対するMRI撮影とERCPのときのPSAでは，何が違うのでしょうか？　安全にPSAを行うためには，薬剤の選択やモニタリングをどうすればいいでしょうか？　そのような具体的な内容を，エビデンスを吟味しながら記述しています．頻繁にPSAが行われる処置に関しては，ケーススタディで，実際の方法をイメージしやすいようにしています．

あなたが，PSAを始めたばかりの方であっても，毎日実践しているベテランの方であっても，麻酔科として院内で指導的な立場であったとしても，得るものがあると思います．その結果として，患者さんが安全に快適に処置を受けられるようになることが，私たちの希望です．

最後に，著者たちを支えてくれた家族や友人たち，そして出版社のスタッフに感謝の意を表したいと思います．多くのサポートがあって完成しました．

2016年10月

著者を代表して　乗井達守

目次

Part 7 状況別の鎮静・鎮痛　129

付録 1〜4 は Web サイトより PDF データをダウンロードいただけます．本書見返しのシールに記載されているユーザー名とパスワードをご用意ください．
http://www.igaku-shoin.co.jp/prd/02830/

Part 1

序論

処置時の鎮静および鎮痛とは

Quote

The aim of the wise is not to secure pleasure, but to avoid pain.
賢者の目指すもの，それは楽しみを手にすることではなく，痛みを避けることである．

哲学者：Aristotélés

Point

- 不快なことは，避けうるものならそうしたいと願うのが，自然な人間の欲求である
- 処置時の鎮静および鎮痛とは，痛みや不快感を伴う処置を行う際に，鎮静や鎮痛を行うことである
- 鎮静には 4 つの分類(＝深さ)がある
- 事前評価から処置後の評価まで 5 つのステップがある
- 有害事象はある一定の率で発生する．しかし，死亡や後遺症が残る悪いアウトカムは予防可能である

誰でも不快なのは嫌だ

医療行為は，多くの場合，患者に痛みや不快感をもたらします．そのなかでも，病院やクリニックで行われるいろいろな処置には，患者に苦しみを強いるものがたくさんあります．

例えば，骨折の整復や膿瘍の切開排膿などの外科的な処置はイメージしやすいかもしれません．伝統的に，“折れている骨を真っ直ぐにしているのだから，痛

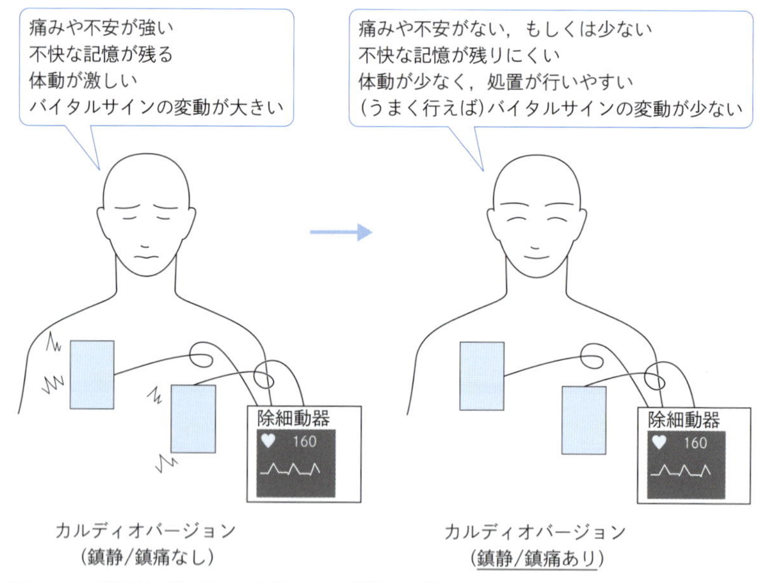

図 1-1　適切な処置時の鎮静および鎮痛が行われる場合と，そうでない場合

いのは当然”“みんな我慢してきた”などというフレーズとともに，患者の苦しみはほとんど顧みられることがありませんでした．内科的な手技でも，例えば腰椎穿刺は，半裸の状態で，自分が見えないところから何度も針を刺されるわけですから，相当な苦痛です．特に下手な医師に当たってしまったときにはなおさらでしょう．医療者は，そのような処置が与える痛みや不快感に驚くほど鈍感です．特に医師はそうであることが多いように思われます．

小児では，患児の協力が得られないと，体動によって実施が危険になったり(例：顔面の創処置)，そもそも実現が不可能になったりすることがあります(例：MRI)．

丁寧な説明や処置自体の工夫によって，不快感はある程度軽減できますが，処置自体の特性から，それだけでは不十分なこともあります．安全な鎮静や鎮痛を行うことで，通常では激しい痛みを伴う処置が，痛みを避けながら施行できるのです(図 1-1)．

処置時の鎮静および鎮痛(PSA)とは

痛みや不快感をもたらす処置を行う際に，薬剤を用いて患者の意識レベルを下げ，それによって患者がより快適に処置を受けられるようにすることがあります．それを処置時の鎮静および鎮痛と呼びます．

あまり耳慣れない言葉だと思います．

英語の procedural sedation and analgesia，もしくは略して PSA と呼ばれても，あまりピンと来ないのではないでしょうか？ “conscious sedation”，もしくは意識下鎮静と聞いて，ああなるほどという人はいるかもしれません．ただシンプルに処置時の鎮静(procedural sedation)と呼ぶ人もいます．

では，どうしてそのような長ったらしい名前で呼ぶのでしょうか？ それにはいくつか理由があります．

理由の1つは，これまで使われていた“意識下鎮静”という語がかなり不適切だからです．意識下鎮静というと，意識がある状態の鎮静であるような誤解を与えます．実際には処置時の鎮静は，深さにもよりますが，意識がないことがほとんどです．変な言葉です．

あえて“意識下鎮静”という語を用いるなら，後述する鎮静の異なる深さのうちの，中等度鎮静がこれに当てはまるでしょう．中等度鎮静では，患者は呼びかけや軽い刺激に対して，何かしら答えられる状態であると定義されているからです．

しかし，意識下鎮静という言葉のもとで，より深い鎮静が行われたり，意図せず全身麻酔になってしまったりもします．つまり，意識下鎮静という言葉の意味するところと，実際の臨床との間に大きな乖離があるのです．

あえて，長い名前である処置時の鎮静および鎮痛(PSA)と呼ぶ理由には，もう1つあります．PSA の最後の analgesia は，鎮痛という意味です．鎮静ばかりに気をとられていては，痛みに対するケアがおろそかになりがちです．鎮痛をしっかり行えば鎮静は最低限で済む場合が多いことから，鎮痛の重要性を強調して，この言葉を用いるようになりました(図 1-2)．

conscious sedation
（意識下鎮静）
↓
procedural sedation
（処置時の鎮静）
↓
procedural sedation and analgesia
（処置時の鎮静および鎮痛）

図 1-2　用語の歴史的な変化

広い適応と，気をつけなければならない禁忌

かなりの痛みや不快感を伴う手技であれば，何でも適応になります．逆に，リスクがPSAによって得られるメリットを超える場合は，禁忌になります．例えば全身状態が悪い患者や，気道や呼吸のサポートを行うのが難しい患者などです．

そうはいってもイメージが湧かないという人もいるかもしれません．わかりやすくするために，PSAの例と，一般的にPSAとは呼ばれないものを下に示します．

大きな違いは，前者(PSA)が気管挿管などの高度な気道確保が必要にならないように注意しているのに対し，後者(例：人工呼吸管理中の患者の鎮静)は高度な気道確保が前提になっている点です．

PSAの例

- **MRI撮影が必要な小児患者に対して，ミダゾラムを用いて鎮静を行う**
- **肩脱臼整復のために，ケタミンを用いて鎮静及び鎮痛を行う**
- **上部消化管内視鏡を施行するために，ミダゾラムを用いて鎮静を行う**

PSAではない例

- **呼吸不全患者への気管挿管のために，導入薬としてミダゾラムを用いる**
- **ICUで人工呼吸管理中の患者に，プロポフォールを用いて鎮静を行う**

表 1-1　PSA の現状(3 つの分類)

	鎮静担当者	場所	代表的な国
限定型	麻酔科医	手術室	ヨーロッパ，アジア，アフリカ，ラテンアメリカ諸国
やや限定型	麻酔科，少数の非麻酔科医	手術室，きわめて限定された場所	イギリス，シンガポール，香港，韓国
非限定型	麻酔科，多様な非麻酔科の専門医	上記に限定されない多様な場所	米国，カナダ，オーストラリア，ニュージーランド，日本

(Krauss B, Green SM：Procedural sedation and analgesia in children. Lancet 367：766-780, 2006 をもとに筆者作成)

鎮静はどこでも行われる

現在の日本において PSA は専門科を問わずに多様な場所で行われています．ほぼすべての科で関わることがあります．最もルーチーンで行っているのは，消化器内科や循環器内科，また外科や救急科などかもしれません．子宮内容除去術のために，産婦人科が PSA を施行することもあるでしょう．*Lancet* という有名な医学雑誌の論文のなかで，著者の Krauss らは面白い分け方をしています．PSA 実施の現状を，どの専門家が行うのか，どこで行うのかというポイントから 3 つに分けて説明しています(表 1-1)[1]．

日本はどうでしょうか？　小児科や消化器内視鏡以外の分野では，あまり大規模な調査がされておらず，全国的な実態はよくわかりません．また病院ごとによって，大きく対応が異なります．しかし，あえて分類すれば表 1-1 の非限定型になると思います．図 1-3 で示されるように，PSA は外来，病棟，内視鏡室と，多様な場所で行われています．ポイントは，何科の医師であっても，どこで働くコメディカルであっても，PSA の知識や技術が求められるということです．

鎮静には深さがある

意外と知られていないかもしれませんが，鎮静には深さがあります．きわめて単純化していうと，最も浅い鎮静は少しボンヤリしているぐらいで，きちんと受け答えができます．閉所恐怖症がある患者の MRI を撮影する際はこの深さが最適です．逆に，最も深い鎮静は，全身麻酔です．この深さは連続するものです．深鎮静をしているつもりでも，少し鎮静薬の量が多かったり，患者さんの薬剤に対する感受性が高かったりすると，容易により深い鎮静へ移行します(図 1-4)．

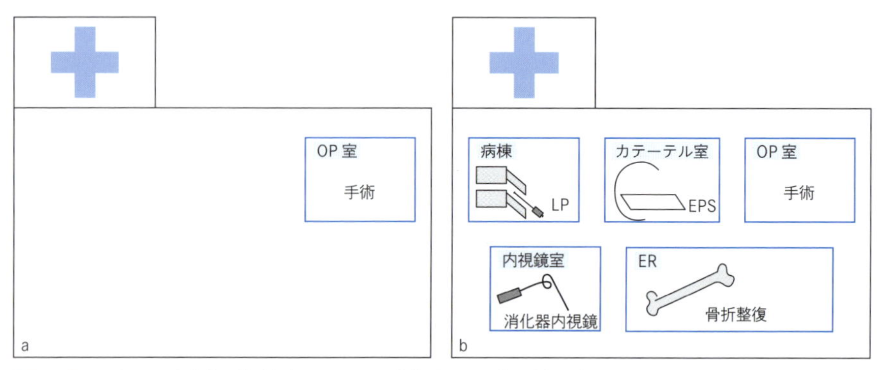

図 1-3 PSA の現状の比較(ヨーロッパ諸国と日本の違い)

LP:腰椎穿刺(lumbar puncture).EPS:心臓電気生理学的検査(electrophysiological study).
OP 室:手術室.ER:救急外来(emergency room)
a:ヨーロッパやアジアの国では,PSA は,手術室で麻酔科のみによって行われている.
b:日本や米国のように,PSA が多様な科の医師によって,あらゆる場所で行われている国もある.

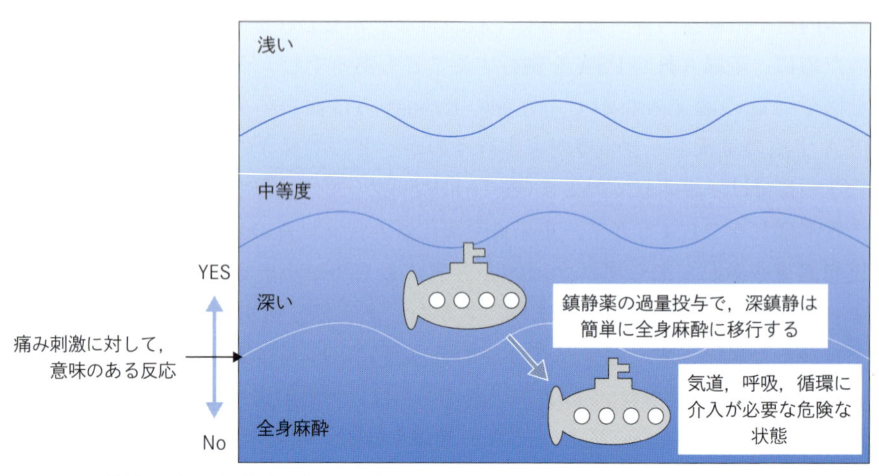

図 1-4 鎮静深度の連続性を海に見立てた図

鎮静の深さは,固定的なものではなく,時間や鎮静薬の投与によって常に上下します.鎮静の深さを知る最も簡便な方法は,患者の意識状態の確認です.それは,患者への呼びかけや刺激によってわかります.図で示しているように,痛み刺激に対しても反応がない状態であれば,それは全身麻酔の域に入っていて,危険な状態です.

表 1-2　米国麻酔科学会による(連続した)鎮静深度の分類

	浅い	中等度	深い	全身麻酔
反応性	呼びかけで正常に反応	呼びかけや刺激に対して意味のある反応	繰り返す刺激(痛みも含めて)に対して意味のある反応*	痛み刺激に対して反応しない
気道	影響なし	介入必要なし	時に介入が必要	頻繁に介入が必要
呼吸	影響なし	保たれる	時に不十分	頻繁に不十分
循環	影響なし	通常大丈夫	通常大丈夫	障害される可能性あり
例	MRI	脱臼整復，消化管内視鏡	除細動	開腹手術

解離性鎮静：トランス状態，カテレプシー様の状態で，解離性麻酔薬(ケタミン)によって誘導される．深い鎮痛と健忘効果が得られると同時に，気道の開通や，自発呼吸，循環動態は維持される．

＊意味のある反応：痛み刺激からの逃避反応は含まれない．
〔American Society of Anesthesiologists Task Force on Sedation and Analgesia by Non-Anesthesiologists：Practice guidelines for sedation and analgesia by non-anesthesiologists. Anesthesiology 96：1004-1017, 2002 を一部改変(筆者訳)〕

表 1-2 にもう少し具体的に，鎮静の深さとその際の身体的な特徴を示します[2)]．鎮静が深まるほど，用手的な気道確保や，酸素投与などの生理的なサポートが必要になります．浅い鎮静から中等度鎮静までは，サポートを必要とすることはあまりありません．しかし深い鎮静になると，気道，呼吸のサポートを必要とすることが増えてきます．さらに鎮静が深くなると，循環動態にも影響が出てきます．そのため，鎮静が深ければ深いほど，リスクが高まります．逆に，鎮静が深いほど，体動は少なくなり，処置自体は楽になります．PSA を行う際は，行う処置に応じた目標とする鎮静深度，そしてそのリスクを天秤にかける必要があります．

仲間はずれのケタミン

ケタミンによる鎮静は少し特殊です．一般的に使われる鎮静の深さが，ケタミンによる鎮静には当てはまりません．他のどの薬剤，例えば不安を除くのによく使われるミダゾラムでも，多量に投与すれば全身麻酔の状態，すなわち痛み刺激に対して反応がなく，気道や呼吸に対して介入が必要な状態になりえます．ところが，ケタミンによる鎮静の場合は，どの分類にも当てはまらない状態になります．鎮静を施行している医療者は，患者がどの鎮静深度にいるのかわからず戸惑ってしまうでしょう．

この違いはケタミンの作用機序に起因します．ケタミンによる鎮静は，解離性鎮静（dissociative sedation）と呼ばれ，気道の開通や，自発呼吸などが維持されながらも，深い鎮痛と健忘効果が得られるという特徴があります．これだけだと，鎮静に最適で，ケタミンだけを使っていたらいいのではないかと思われるかもしれませんが，ケタミンにはこの薬剤特有の問題もあるので，いつも使用するというわけにもいきません．詳細は Part 4「薬剤の特徴と使い分け」（p 67）で述べます．

鎮静を行うための 5 つのステップ

PSA には，5 つのステップがあります．すなわち，①処置前評価（Pre-procedure evaluation），②計画（Plan），③準備（Preparation），④処置（Procedure），⑤処置後の評価（Post-procedure evaluation）です（図 1-5）．この 5 つの P をすべて行うことが，PSA を行ううえでの最低条件です．それぞれの内容に関しては，各章で詳しく説明します．

合併症は珍しいが怖い

PSA による最も恐ろしい合併症は，死亡と低酸素脳症です．幸いなことにめったに起こりません．逆に，軽度の合併症，例えば嘔吐や過鎮静などは，ある程度の率で発生します．救急外来での大規模な観察研究では，合併症は 4.1% の症例で発生していました[3)]．

軽度の合併症はほとんど予防できますが，予防できないものもあります．患者が薬剤にどう反応するか，完全には予想できないからです．例えば，ケタミンによる嘔気や嘔吐は，制吐薬を用いても完全には予防できません．同様に，ケタミンによる喉頭痙攣も，上気道炎や口腔内の処置などのハイリスク患者を避けると，遭遇する機会はかなり減らせますが，それでも患者の体質によって発生することはあります．ケタミンによる悪夢も 5% 程度で発生します．事前の患者への説明や，ミダゾラムなどの前投与は有効ですが，完全には予防できません．

ケタミンばかり取り上げましたが，ミダゾラムによる奇異反応（ミダゾラム投与後に，逆に不安が強くなる現象）や，日本では発売されていませんが，etomi-

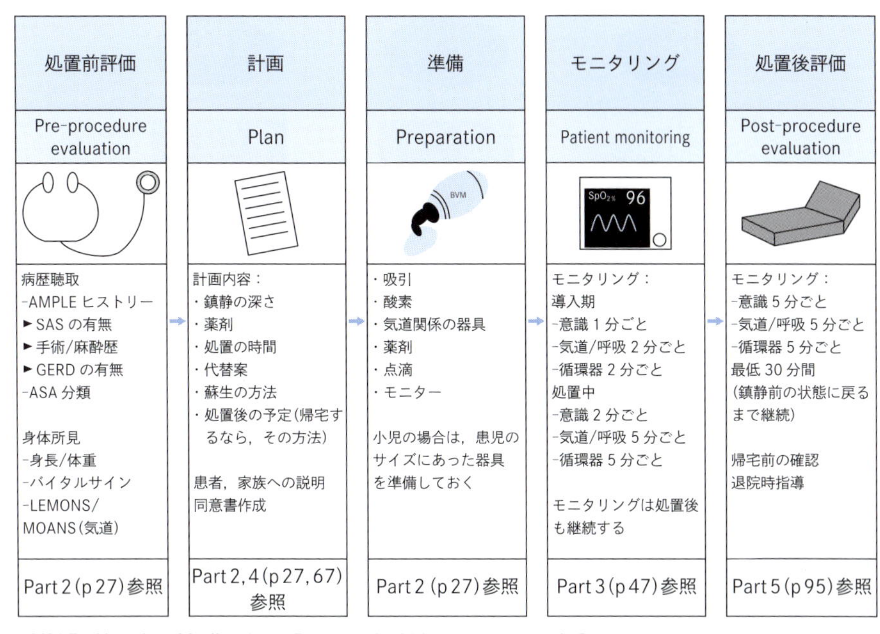

AMPLE: Allergies, Medications, Past medical history, Last meal, Event.
SAS: sleep apnea syndrome.
GERD: gastroesophageal reflux disease.
ASA: American Society of Anesthesiologists.
LEMONS: Look externally, Evaluate the 3-3-2 rule, Mallampati classification, Obstruction, Neck mobility.

図 1-5　PSA における 5 つのステップ

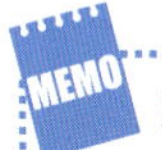

患者の体質に起因するため，予防が難しい有害事象の例

- 嘔吐
- 喉頭痙攣
- アレルギー反応
- ミオクローヌス
- 神経不安
  奇異反応(抗不安薬が不安をより強くする)，悪夢，emergency reaction

date と呼ばれる鎮静薬によるミオクローヌスも，よく知られている例です(MEMO)．

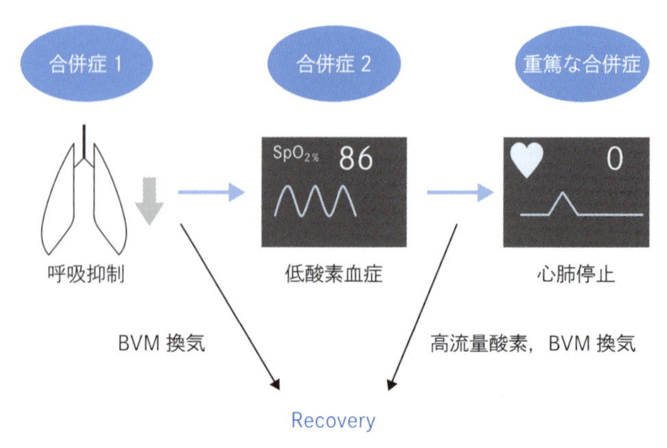

図 1-6　最初の軽度の合併症発生と，それに続く重篤な合併症発生

しかし，多くの合併症は，知識不足や技術的な問題で発生し，予防可能です．特に，恐ろしい合併症である低酸所脳症や，心肺停止などは，何か最初の軽度の合併症が発生した時点で蘇生行為が行えれば，完全に予防できます．

例として，鎮静薬や鎮痛薬による呼吸抑制と，それによる低酸素血症の例を挙げます(図 1-6)．推奨されている量を投与しても，時として呼吸抑制は発生します．ミダゾラムなどのベンゾジアゼピン系の薬剤や，プロポフォールなどは，きわめて効果的な鎮静薬ですが，呼吸抑制が発生する頻度も高い薬剤です．体重 60 kg の患者に，推奨量の 1 mg/kg，つまり 60 mg を投与した場合，患者によっては十分な鎮静が得られつつ，呼吸抑制も発生しないという理想の状態になるかもしれません．しかし，全く同じ量を投与しても，別の患者では呼吸抑制が発生することがあります．その際に，呼吸抑制が発生したことにすぐに気づき，鎮静薬の投与を止め，処置を中断し，バッグバルブマスク(BVM)換気を行えば，数分もしないうちに患者は回復するでしょう．ところが，そのまま鎮静薬の投与を続けると，しばらくして低酸素血症が発生します．この時点で，高流量酸素投与を開始し，BVM 換気などの対処を適切に行えば，患者は回復します．しかし，それらの蘇生行為に失敗すると，最悪の場合，低酸素脳症や心肺停止などの重篤な合併症を起こしてしまうのです．

最初の呼吸抑制という有害事象の予防が重要ではあるものの，それが完全にはできない以上，有害事象の発生時にすぐに気づき，そしてそれに対処することが，その後の重篤な合併症を予防するキーとなるのです．

具体的に，どのようにして早期に気づけるのかをPart 3「モニタリング」(p 47)で，どう対処するのかを，Part 6「合併症対策」(p 107)で詳しく説明します．

時には鎮静をしないという選択肢も

事前評価によってハイリスクだと判断した場合，PSAのリスクとベネフィットをもう一度考え直すことが必要です．リスクが上回るような場合には，鎮静をしないというオプションもあります．その場合は，麻酔科医にコンサルトして，手術室において全身麻酔管理下で処置を行う，局所麻酔薬のみで鎮痛を行う，待てるような処置であれば処置自体を延期するなどが考えられます．

インフォームド・コンセント

鎮静の方法およびリスク，鎮静をしないという選択肢，そしてその場合はどのような方法が考えられるのかを含めて，患者に説明し，患者からの質問に対して答え，それを書面に残すことが重要です．患者に対してわかりやすく説明するのは，訴訟対策としてだけでなく，患者になるべく快適に処置を受けてもらうという意味でも，きわめて重要です．そもそも，患者に快適な治療を行うということが，PSAを行う最大の理由なのです．

この本の最後に，インフォームド・コンセント用紙の例〔鎮静薬(・鎮痛薬)使用同意書〕を付録としてつけています(付録4，p 237)．また，ケタミン使用時のインフォームド・コンセントについてはp 86で解説していますので，参照してください．

文献

1) Krauss B, Green SM：Procedural sedation and analgesia in children. Lancet 367：766-780, 2006
2) American Society of Anesthesiologists Task Force on Sedation and Analgesia by Non-Anesthesiologists：Practice guidelines for sedation and analgesia by non-anesthesiologists. Anesthesiology 96：1004-1017, 2002
3) Sacchetti A, Senula G, Strickland J, et al：Procedural sedation in the community emergency department：initial results of the ProSCED registry. Acad Emerg Med 14：41-46, 2007

2 ガイドライン

Quote

日本の常識は世界の非常識.

評論家：竹村健一

Point

<諸外国では>

- ガイドラインでは鎮静の深さの分類と定義がある
- 基本は患者評価，鎮静計画，実施，処置後観察である
- 患者評価は全身麻酔をする場合と同じ
- 鎮静計画は予定より長時間に及ぶ場合，あるいはうまく鎮静できない場合も想定する
- 鎮静に伴う合併症の対応は必須である
- 実施にあたっては鎮静担当者をおく
- 処置後には回復室に入る
- 一定の基準を満たした場合に回復室から退室できる

<日本では>

- 消化器内視鏡，小児 MRI 歯科における鎮静に関するガイドラインがある
- 米国のような全体を包括するガイドラインはまだない
- 多くの静脈投与できる鎮静薬は適応外使用となる

- **ガイドラインの骨子は患者評価，鎮静計画，実施，処置後観察である**
- **日本にはまだ全体を包括する鎮静ガイドラインはない**

諸外国のガイドライン

鎮静の歴史

1987 年に全米で行われた「最も恐怖を感じることに関するアンケート」で“人前で話すこと”に続いて，2 位に“歯科医に行くこと”が挙げられています．歯科

表 1-3　鎮静下で行われる処置の例

部位	処置
頭頸部	抜歯，眼瞼形成，しわとり，鼻形成，切創修復，白内障
胸部	豊胸術，乳房生検，気管支鏡，胸腔ドレーン挿入
四肢	非観血的整復術，ピンやワイヤー抜去
消化管	消化器内視鏡，内視鏡超音波，内視鏡的逆行性胆道膵管造影(ERCP)
心・血管	シャント増設，ペースメーカー，心臓カテーテル
その他	MRI，肝生検，中心静脈路確保

での治療は，痛みとそこから逃げることができない不安感の両者によって人は恐怖を感じているのだといわれています．

この痛みと不安感をどのようにコントロールするかが重要なポイントです．その歴史は古代ギリシア時代にまでさかのぼります．当時，マンドレークの根やアルコールが意識を変化させることを利用して外科的処置をしていたようです．

現代の鎮静は，1842 年に抜歯時にエーテルを使用したのが始まりといわれ，1846 年マサチューセッツ総合病院での Morton によるエーテル麻酔による顎の腫瘤切除の公開実験によって一気に広がりました．その発展のきっかけは抜歯であり，当時から歯科治療の痛みが恐怖であり，そのコントロールが重要であったことがうかがわれます．その後，多くのオピオイドや鎮静薬が開発され，さまざまな処置ができるようになりました．麻酔科医は全身麻酔を中心とする外科的な手術の担当となりましたが，簡単な処置(表 1-3)は非麻酔科医あるいは看護師が薬剤投与をせざるを得ない状況が 1980 年代まで続きました．内視鏡をはじめとする手技の技術が進歩によってより短時間で行えるようになり，さらに鎮静やモニタリングが進歩したため，非麻酔科医だけでなく，看護師をはじめ多くの医療従事者が鎮静に関わるようになりました．特に米国では麻酔看護師(CRNA)やナースプラクティショナー(NP)が処置時の鎮静を担当するようになりました．現在では，短時間で終わる処置では中等度の鎮静が処置件数，費用対効果，患者満足度などの面からよりよいと考えられています．

このように適応が広がり，さまざまな職種が関わるようになると，鎮静法の標準化が必要となってきました．なかでも 2002 年に米国麻酔科学会(ASA)が発表した「非麻酔科医による鎮静/鎮痛に関する診療ガイドライン」[1]では鎮静の深さの分類とその定義をして，非麻酔科医が鎮静をする場合の流れを明確にしたという点では大きな一歩となりました．これにより，米国の病院機能評価であるThe Joint Commission（TJC）でも中等度あるいは深鎮静の定義と鎮静担当者に関する基準が示されました．その後，救急やER関係，内視鏡関係，小児科，看護師など各団体がそれぞれより現場に近いガイドラインを発表しました．特に欧米ではNPなど薬剤の投与を自分で判断し投与できる看護師がおり，それらの職種に対して処置時の鎮静の基準や客観的な評価が必要で，ガイドラインでは鎮静担当者に関しても基準が示されています．

ガイドラインは，より安全に鎮静をするためには必要不可欠のものです．

ガイドラインの共通点

欧米では，数多くの学会や団体がガイドラインを出しています．例えば救急患者と内視鏡予定の患者では，同じガイドラインではカバーしきれない部分もあります．しかし，ガイドラインの骨子の部分では共通する部分があり，中等度・深鎮静の核になる部分です．

まず，大切なことは鎮静と全身麻酔は別々のものではなく，一連のものであるということです．また，その鎮静の深さも明確に定義されているということです（表1-2，p7）．これらの定義を明確にしたうえで，これからする処置に必要な鎮静深度はどれに該当するかを検討する必要があります．鎮静深度を明確にしないまま鎮静を行うと不必要に深鎮静になったり，浅鎮静で暴れたり，頻脈や高血圧で合併症を起こしたりすることもあります．まず，目的の処置に必要な鎮静を決めることが重要であると，ASAのガイドラインやTJCの勧告でも強調されています．

次のステップとしては患者評価です．患者評価は鎮静深度が深くなって気道確保が必要になったり，血圧低下に伴い心機能に影響が出たりした場合などを想定して，全身麻酔を行うとの同じ評価を行うべきであるとされています．気管挿管が必要になった場合に挿管困難の評価までしておくべきとされています．患者評価ができれば，その評価と目標とする鎮静深度をもとに鎮静計画を立てる必要があります．処置が短時間あるいは予定時間通りで終了すれば問題ないですが，予定より長くなった場合や鎮静深度が目標通りにならない場合（鎮静が浅い，深すぎる）の対処を計画に入れておくべきです．特に追加の鎮静をして深い鎮静となった場合の気道確保や心停止に備えた準備は必須とされています．また，鎮静計画で重要な点が経口摂取の時間です．誤嚥のリスクを減らす目的で重要なポイントです．予定の処置の場合は全身麻酔と同じ食事・水分制限が必要です．緊急の場合は経口摂取の時間と処置の緊急度を考えて判断する必要があります．

次のステップは鎮静の実施ですが，各ガイドラインで強調されているのは，鎮静担当者を決めることです．鎮静のガイドラインが必要となった経緯で問題になった，誰が鎮静中の患者の観察と薬剤投与をするかということです．

鎮静担当者は単に薬剤投与をするだけでなく，変化する患者の状態を的確に評価し，対応する必要があります．当然，BLS(basic life support：一次救命措置)やACLS(advanced cardiovascular life support：二次救命措置)などの基本的な蘇生のトレーニングを受けている必要あります．また，鎮静担当者は鎮静のレベルに応じたモニタリングを選択し，そのモニタリングの意味を十分理解しておく必要があります．例えば経皮的動脈血酸素飽和度(SpO_2)は非侵襲的で優れたモニターですが，あくまで酸素化をモニターしているのであって，肺での換気をモニターしているのではないという点など，比較的陥りやすい問題点をガイドラインでは明確にしています．さらに，鎮静担当者のトレーニングの必要性を示しています．

先に述べたBLSやACLSの蘇生だけでなく，鎮静に関する薬剤や患者評価，モニタリングなどが鎮静担当者に必要なスキルです．最終的にはこれらのスキルを評価して，さらにそのスキルが維持されていることが保証されて，鎮静担当者として病院が認定すべきものであるとしています．このプロセスはガイドラインだけでなく，TJCでも必須なものとして示されています．

最後のステップは鎮静終了後の対応です．ガイドラインでは鎮静後に回復室に全患者を入れて，鎮静のモニタリングを続行すべきであるとしています．処置による侵襲がなくなれば麻酔深度が深くなる場合も考えられるため，回復室では処置中と同じモニタリングを行なう必要があるのです．回復室からの退室は明確な退室基準を満たして決定されます．このため事前に退室基準を決めておく必要があります．代表的回復室からの退室基準としてはmodified Aldrete score(表1-4)があります[2)]．

このようにガイドラインでは薬剤の使用法ではなく，患者の評価とモニターをしっかりとするという点が重要だとしています．さらに，それぞれのステップに関して記録するということも重要です．単に処置中のバイタルサインの記録だけでなく，患者評価，鎮静計画，回復室退室時の記録などを残すことが重要です．

表 1-4　modified Aldrete score（鎮静後覚醒評価スコア）

大項目	評価	スコア
動作	指示に応じて，自力で四肢を動かすことができる	2
	指示に応じて，自力で四肢のうち半分を動かすことができる	1
	指示しても自力で四肢を動かせない	0
呼吸	深呼吸と咳嗽ができる	2
	呼吸困難感がある　または呼吸制限がある	1
	無呼吸	0
血圧	鎮静前と比較し＜±20％	2
	鎮静前の±20-49％	1
	鎮静前と比較し＞±50％	0
意識	全覚醒	2
	呼びかけると覚醒する	1
	呼びかけに反応なし	0
SpO_2	室内気で SpO_2＞92％ を保てる	2
	SpO_2＞90％ を保つのに酸素が必要	1
	酸素投与しても SpO_2＜90％	0

*9 点以上で帰宅可

（Aldrete JA：The post-anesthesia recovery score revisited. J Clin Anesth 7：89-91, 1995 より）

問題点

ガイドラインでは患者の評価と鎮静担当者を明確にするという点が重要なポイントでした．それぞれの処置における鎮静薬の投与量と投与間隔に関して明確なガイドラインはありません．患者の状態，処置における侵襲の程度など，薬剤の知識と経験が必要なところもあり，明確にガイドラインやマニュアルに記載することが難しい部分もあります．特にプロポフォールやデクスメデトミジンなどの新しい薬剤を非麻酔科医が使用してよいかの判断は非常に難しいです．これらの点は新しいモニターが開発され，鎮静の深さを簡便にはかることができるようになればガイドラインなどにも明記されるかもしれません．

日本のガイドラインの現状

日本における処置時の鎮静に関するガイドラインは，まだ整備されているとはいえません．中等度・深鎮静が危険であることの認識は広がっています．明確なガイドラインは日本消化器内視鏡学会と日本麻酔科学会による「内視鏡診療における鎮静」[3]，日本小児科学会・日本小児麻酔学会・日本小児放射線学会による「MRI 検査時の鎮静に関する共同提言」[4]，日本歯科麻酔学会の「歯科診療における静脈内鎮静法ガイドライン」[5]の 3 つがあります．

基本的には ASA の「非麻酔科医による鎮静/鎮痛に関する診療ガイドライン」[1]に準じた内容となっています．特に「MRI 検査時の鎮静に関する共同提言」では鎮静の深さの定義，処置前評価，鎮静実施，鎮静担当者，緊急時対応，回復室の流れも ASA のものと全く同じです．「内視鏡診療における鎮静」ではガイドライン作成委員，評価委員，日本消化器内視鏡学会の担当理事による Delphi 法による投票でガイドラインを作成しました．そのなかでは鎮静の深さの定義，鎮静の評価法，12 個のクリニカルクエスチョンに対するエビデンスレベルと推奨度を示しています．さらに，それぞれの薬剤の特徴について解説が加えられています．「歯科診療における静脈内鎮静法ガイドライン」でも術前 7 個，術中 11 個，術後 3 個の 21 個のクリニカルクエスチョンに対してエビデンスレベルと推奨度を示しています．それぞれの論文に関しても客観的な評価を行っています．

それぞれのガイドラインは非常に質の高いもので，麻酔科医もガイドライン作成に参加しています．しかし，日本麻酔科学会として ASA の「非麻酔科医による鎮静/鎮痛に関する診療ガイドライン」[1]に相当する全体を包括するようなガイドラインはありません．また，現場ではまだこれらのガイドラインは十分に浸透していません．特に鎮静担当者を置けない，あるいは回復室もない施設が多くあります．これらに加えて，ミダゾラムをはじめとするベンゾジアゼピン系の注射薬，プロポフォールなど多くの鎮静薬が，人工呼吸をしていない場合は保険適用外となります．この点は重要で，薬剤使用そのものが制限されますので，ガイドラインも欧米とは違ったものになる可能性はあります．包括的なガイドラインが出せないのは薬剤の保険適用の問題もあるかもしれません．ただ，明らかに欧米から 20 年近く遅れているのが現状です．包括的なガイドラインがないために鎮静計画や鎮静担当者という概念がないのも事実です．早期に日本でも包括的なガイドラインを作成する必要があると思います．

文献

1）Practice Guidelines for Sedation and Analgesia by Non-Anesthesiologists. An Updated Report by the American Society of Anesthesiologists Task Force on Sedation and Analgesia by Non-Anesthesiologists. Anesthesiology 96：1004-1017, 2002

2）Aldrete JA：The post-anesthesia recovery score revisited. J Clin Anesth 7：89-91, 1995

3）小原勝敏，春間　賢，入澤篤志，他：内視鏡診療における鎮静に関するガイドライン．Gastroenterological Endoscopy 55：3822-3845, 2013

4）日本小児科学会，日本小児麻酔学会，日本小児放射線学会：MRI 検査時の鎮静に関する共同提言．2013（2015 一部修正）

5）日本歯科麻酔学会 編，日本歯科医学会 監：歯科診療における静脈内鎮静法ガイドライン．2009

参考図書

飯島毅彦，上農喜朗：鎮静法ハンドブック　中等度・深鎮静の安全な管理のために．メディカル・サイエンス・インターナショナル，2014

3 PSAをめぐる歴史と研究

Quote

誰もいない森で，木が倒れたときに音はするのか？

（哲学上の問い，誰の発言かは不明）

Point

- 発展してきたPSA
- PSAの安全を問う研究とその課題
- 誰もいない森で，木が倒れたときに音はするのか？
- 薬剤の健忘作用
- delayed sequence intubationは，気道管理の新しい方法であると同時に，PSAである
- 日本は発展途上

進化し続けるPSA

1980年までのPSAといえば，鎮痛にはモルヒネ，鎮静にはジアゼパムや抱水クロラール*が米国では主流でした．また現在当たり前になっているモニター類は，まだほとんど臨床の現場にはありませんでした．1985年に出版された世界で最初といわれるPSAのガイドライン[1)]を読むと，その当時の様子をうかがい知ることができます．“conscious sedation”におけるモニタリングの項目には，前胸部においた聴診器が最低限のモニター機器とあるのみで，そこには，酸素飽和度モニターや心電図モニターなどの記載は見当たりません．その代わり，子どもの色調を，継続して観察するようにと記載されているだけです．速度メーターがない車に乗っているような怖さがあります．30年後の現在から振り返ると，なかなか頼りないですね（*これらの薬剤は，作用時間が長く，PSAには適していません）．

1980年代後半に入ると，モニター機器の実用化と薬剤の開発により，PSAの現場は一変しました．90年代になり，新しい薬剤，特にバルビツール系の新し

表 1-5　米国における PSA の歴史

年代	内容
1980〜	使用できる薬剤とモニターは限定的
1985〜90	短時間作用薬(フェンタニルやミダゾラム)が使用可能となる．酸素飽和度モニターや心電図モニターの使用が徐々に一般化
1990〜2000	ケタミンの“再発見”
2000〜	超短時間作用薬(プロポフォール)の手術室外での使用が一般的に．カプノフラフィの使用も増えてくる

い薬剤が使われるようになりました．他の麻酔薬の登場によって一時的に忘れられていたケタミンが再び表舞台にやってきたのもこの頃です．

21 世紀以降は，プロポフォールなどの超短期作用型の薬剤が PSA に使われるようになりました．カプノフラフィーや BIS モニターなどの新しいモニター機器も，PSA で使われるようになってきました(表 1-5)．

やはり気になるのは安全性

PSA が行われるようになった当初から多くの医療者が気になっていたのは，PSA がどれくらい安全なのか，どうすればより安全にできるかといった点でした．

大規模な研究は，毎日のように PSA が行われ，症例が多い消化器内視鏡分野で報告されています[2]．基本的に安全で，重篤な合併症が稀な PSA においては，合併症について調べるためには，多くの症例数が必要です．小児や救急においても，大規模なレジストリーを用いた研究が進んでいますが，数でいえば，消化器内視鏡分野が圧倒的です．それぞれの研究については，Part 6「合併症対策」(p 107)で紹介しますが，PSA における臨床研究にはいくつかの難しい点があるといわれています．

例えば，PSA の臨床研究において，アウトカムをどうするかは悩ましい問題です．

PSA による死亡や低酸素脳症などはきわめて稀です．そのため，そのような重篤な合併症をアウトカムにして薬剤やモニターなどの比較をしようと思うと，途方もないくらい大きなサンプル数が必要になります．そこで，一過性の呼吸抑制や低酸素を，真のエンドポイントである重篤な合併症の代わりに，surrogate marker(代わりの指標)として使用することがよくあります．しかし，そのような一過性の呼吸抑制や低酸素のような軽度の合併症が，実際どの程度臨床上重要なのかは不明です．というのも，ほんのわずかな時間の低酸素は，長期的な予後には普通影響がないからです．

また小児や救急における PSA の研究では，一口に PSA といっても，多くの異なる処置が含まれることがよくあります．複雑で，整復が難しいような骨折と，小さくすぐ終わる膿瘍の切開排膿では，処置による痛みや，必要な薬剤の量，PSA の時間などが異なります．「患者満足度」や「医療者が処置をしやすかったか」などをアウトカムにすると，それは PSA によるものなのか，そもそも処置自体によるものなのか判定しづらいという難しさがあります．

PSA による臨床研究には，上記のような難しさがあるものの，方法論の改善や新しい薬剤や機器の出現もあり，麻酔，小児，救急，消化器内視鏡などの peer reviewed journal で論文を見ない月はありません．

ここからは，より議論が分かれる，controversial な研究を紹介します．まだあまり PSA に馴染みがないという人は，この先は飛ばしてもらって結構です．

鎮痛は本当に必要なのか？

「誰もいない森で，木が倒れたときに音はするのか？」という問いがあります．誰もいない場所で何かが起こっても，誰も聞いていなければ，音は鳴っていないのと同じなのではないかという問いです．木が倒れても，それは空気の振動を作りだすだけであって，耳という器官がそこになければ，その振動を音として認識するものがなければ，それはただの空気の振動であって，音ではありません．

はっきりとした答えはありません．

PSA に，それがどう関係するのかと不思議に思う人もいるかもしれません．では，音を痛みと置き換えるとどうでしょうか？　鎮静が完全にできている状況で，痛みを伴う手技をした場合，その手技は痛みとして感じられているのでしょうか？

大脳としては認識していなくても，体は反応しているのでしょうか？　その問いに，真正面から取り組んだ研究があります[3)]．研究を行ったのはミネソタの救急医 Dr. Miner のグループです．

鎮痛作用のあり/なしでカテコールアミン量は変わらない?

彼らは，痛みを伴う処置(ここでは，骨折や脱臼の整復)の際に，プロポフォールという鎮静作用のみで全く鎮痛作用がない薬剤を投与するグループと，プロポフォールに加えてalfentanil(アルフェンタニル)という鎮痛薬を投与するグループに分けました．そして，両方のグループで，処置前と処置後の血液のサンプルを採取して，血中のカテコールアミン総量を調べました．

結果は，驚いたことに，両群にカテコールアミン総量の差はありませんでした．処置後の患者へのアンケートでも，痛みや記憶に対して，鎮静薬単剤が劣っているということはありませんでした．

その結果から，痛みを伴う処置を行う際でも，鎮静薬のみでいいのかもしれないと著者らは述べています．しかし，同じ論文中で著者らが指摘しているように，小さなパイロット研究(両群 n=10)なので，この問題に対して結論付けるのは尚早なのかもしれません．

本書では，鎮静だけでなく鎮痛が大事であると述べてきました．鎮痛を忘れないようにという意味を込めて，“procedural sedation”や“conscious sedation”ではなく，“procedural sedation and analgesia”と呼ぶのだと．しかし，「誰もいない森で，木が倒れたときに音はするのか?」という問いに戻ったとき，鎮痛の重要性は，再び問われることになるのかもしれません．

上記に代表されるように，これから紹介する研究は，従来ベストと考えられてきたPSAの方法に，疑問を投げかけるものです．

忘れるということ

物事を都合よく頻繁に忘れるのは，何も政治家の特権ではありません．基本的には，忘れることは悪いことだと思われていますが(特に責任ある人が忘れっぽいのは問題だと思いますが)，PSAにおいては，必ずしも悪いことではありません．むしろ，よいことだと考えられています．

Part 4「薬剤の特徴と使い分け」(p67)でも紹介していますが，鎮静に使われる薬剤で，健忘作用がある薬剤があります．ミダゾラムが典型的な薬剤ですが，プロポフォールなどの他の薬剤にもこの効果は知られています．このような健忘を引き起こす薬剤は，PSAではどのような意味があるのでしょうか?

その詳しい説明をする前に，まず逆向性健忘と，前向性健忘について簡単に復

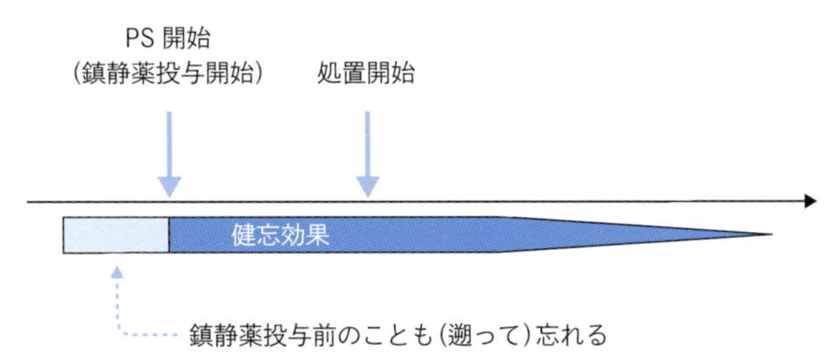

図 1-7　逆向性健忘と処置時の鎮静
PS : procedural sedation.

習したいと思います．ある時点(薬剤の投与や頭部外傷)から遡って，すでに起こったことを忘れてしまうのが，逆向性健忘です．逆に，その時点から先のことが覚えられなくなってしまうのを前向性健忘といいます．前向性健忘の代表例が，一過性全健忘です．“どうして私はここにいるの？”と繰り返し聞くので，こちらが説明すると一時的に納得するものの，数分後に全く同じ質問を繰り返すというのが典型的な症例です．救急外来で働く医療者であれば，その問答に疲れ果てた友人や家族と，ケロッとして，どうして付き添う人がそんなに疲れているのかもわかっていない本人という構図を，見た経験があるかもしれません．

投与前のことも忘れてしまう

ここで紹介するのは，救急外来で行われた，小規模な前向き試験です．

プロポフォールが処置時の鎮静に使われる症例に対して，プロポフォール投与3分前から1分間隔で，ランダムに選ばれた言葉が読み上げられます．患者は，可能な限り読み上げられた言葉を言い返すように指示されます．鎮静から回復した状態で，それらの言葉を覚えているかを聞かれるという研究でした(同時にBISモニターでのモニタリングも行われています)．74人の患者が参加し，そのうち12人の患者は，全ての言葉を言い返すことができました．しかし，誰一人としてすべての言葉を思い出すことはできませんでした．薬剤投与中，受け答えができるほど意識はしっかりしていたのに，処置後はそのやりとりを覚えていませんでした．またプロポフォールが投与される直前の言葉も思い出せない人が多くいました(図 1-7)．

鎮静を受ける前，もしくは受けている時点で，薬剤の脳内における作用によって，その時点で起きていることが記憶として定着しないというのは興味深いことです．

このように，直接臨床には(あまり)役立たないものの，これからのPSAの方向性や，その枠を出た，そもそも記憶とは何なのかという根本的な内容にまで踏み込む研究が行われています．

これも，PSAといっていいの？

2015年に，気道や蘇生分野で有名なグループから，興味深い論文が発表されました．思ってもみない所に広がっていくPSAの適応に対して，驚いた人が多かったようです．

不穏な患者で，酸素投与をしたいのに，酸素マスクを自分で剝ぎ取ってしまう症例を経験したことはないでしょうか？ SpO_2 70%台になると，もう低酸素だから不穏なのか，不穏だからより低酸素になっているのかわからない，鶏と卵の状態に陥ってしまいます．

そのような際に，鎮静薬と筋弛緩薬を投与してrapid sequence intubation (RSI)をするのは，あまり賢い方法ではありません．というのも，その状態で気管挿管をするとなると，かなりの高率で，より重篤な低酸素血症になるからです．BVMによる換気がうまくいけばよいですが，解剖学的な問題や，術者の技術の問題などで，それもうまくいかなければ，目も当てられません．気道緊急は，患者も，自分もチームも，どれほど落ち着いた状態で行えるかにすべてがかかっています．

しかしそのような低酸素血症で，不穏が強い患者に対して，これといったいい方法もありませんでした．

そのようなときのベストな方法として，この論文の著者たちが提案しているのが，delayed sequence intubation(DSI)という方法です[4]．具体的には，①ケタミン静注→②BiPAP(二相性陽圧換気)やBVMによる陽圧換気→③酸素化を十分行ってから挿管，という方法です(図1-8)．このグループは，DSIを酸素化という"処置"のための，"鎮静"すなわち，これはprocedural sedation(処置時の鎮静)なのだと述べているのです．

BiPAPやBVMによる換気は，かなり不快です．状態が落ち着いていて，閉所恐怖症のために不安が強い患者に対して，ミダゾラムなどを用いることはよく行われるプラクティスです．このDSIの特徴は，ケタミンを用いることにより，

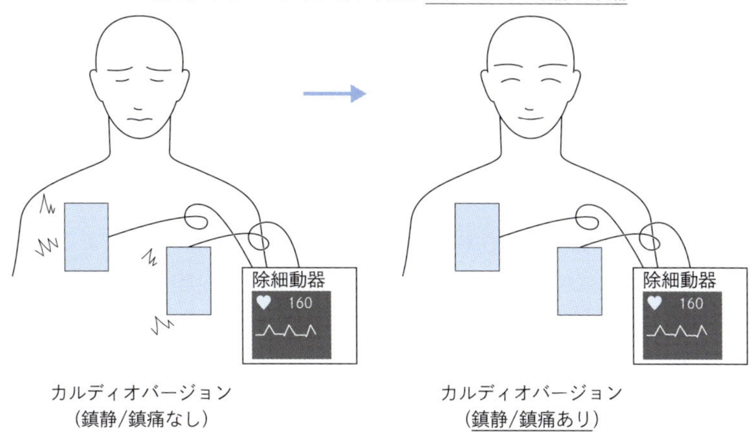

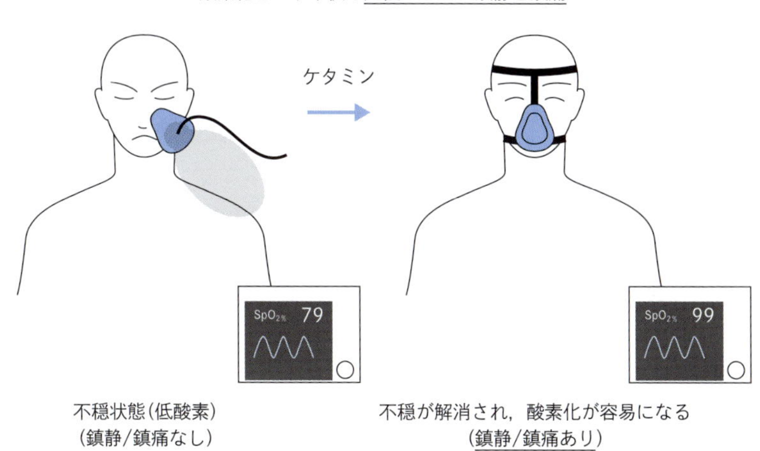

図 1-8　カルディオバージョン施行時の PSA と，DSI を PSA として捉えたときの比較

患者の自発呼吸を残しながら陽圧換気によって酸素化をよくする点がポイントです．

この研究は，患者数 62 という小規模な観察研究ですが，ケタミン投与直後から，有意に酸素化の改善がみられ，重篤な合併症もありませんでした．このような柔軟な視点をもつことは重要であると思います．

日本は発展途上

これまで紹介してきた論文は，ほとんど米国発でした．この章の最後に，少し視野を広げてみたいと思います．

韓国の状況は，日本に似ています．これまでPSAは野放しに近い状況であったせいで，まず基礎となるデータを集めようという動きがあります．

その1つに，2013年に発表された小児のPSAの，アンケートによる実態調査があります[5)]．PSAにおける院内のガイドラインがなかったり，モニタリングを全くしていない施設があったりと，韓国での状況が赤裸々になっています．

この研究からみえるのは，ルール作りや，基本的な教育がまず必要だという現状です．韓国も，日本と同様にTJCの国際版であるJCIの認可を受ける施設が増えてきています．認可のためには，JCIは院内における鎮静のルール作りやデータ収集を要求します．このような動きは，それに対応したものなのかもしれません．それにしても，韓国の現状は鏡を見ているかのように似ています．日本では，残念ながらそのデータすら不足しています．

世界の多くの地域では，麻酔科医の数は不十分で，モニタリングなどの機器が不足しています．先進国での研究では，デクスメデトミジン（プレセデックス®）という高価な薬剤が，他の（安価な）薬剤に比べて同様の効果を示したということや，不要に思われるモニタリングについてトピックになることがありますが，リソースが限られている状況で，最適なPSAとはどうあるべきなのかについても同じように研究が進むことを祈ります．

文献

1）Anonymous：Guidelines for the elective use of conscious sedation, deep sedation, and general anesthesia in pediatric patients. Pediatrics. 76：317-321, 1985

2）Sharma VK, Nguyen CC, Crowell MD, et al：A national study of cardiopulmonary unplanned events after GI endoscopy. Gastrointest Endosc 66：27-34, 2007

3）Miner JR, Moore JC, Plummer D, et al：Randomized clinical trial of the effect of supplemental opioids in procedural sedation with propofol on serum catecholamines. Acad Emerg Med 20：330-337, 2013

4）Weingart SD, Trueger NS, Wong N, et al：Delayed sequence intubation：a prospective observational study. Ann Emerg Med 65：349-355, 2015

5）Seo JS, Kim DK, Kang Y, et al：Current practices for paediatric procedural sedation and analgesia in emergency departments：results of a nationwide survey in Korea. Emerg Med J 30：e24, 2013

Part 2

処置前の評価と準備

1 体系だった問診・身体診察

Quote

深く考えるときは時間をかけろ．しかし，開戦したら考えずに戦え．

フランスの軍人・政治家：Napoléon Bonaparte

Point

- 処置時の鎮静および鎮痛に必要な情報を聴取する
- 気管挿管を意識した病歴の聴取を行う
- 問診は「AMPLE」で！

登山前に天候を確認しないプロのクライマーはいません．試合前に相手チームを確認しないプロのサッカー選手はいません．処置時の鎮静および鎮痛（PSA）前に患者の評価をしない医者は，プロではありません．PSA を行う前には必要な情報の収集が必要です．この段階で必要十分な情報を収集し，鎮静中に起こりうるトラブルをできる限り予見することが重要です．

もちろん主治医も病歴を聴取していると思われますが，カルテの内容を鵜呑みにするのではなく，処置時に改めて確認をしてください．

AMPLE で問診を行う

救急の現場などで頻用されている病歴聴取の方法として「AMPLE」があります．PSA の場合もこれを用いて病歴聴取を行います．

AMPLE 処置時の病歴聴取

Allergy	アレルギー：食べ物，薬剤，喘息，花粉症など
Medications	服薬歴：現在使用している薬剤，頓用薬も含めて聴取
Past history/ **P**regnancy	既往歴：特に手術歴があれば挿管や麻酔でのトラブルの有無も 妊娠：妊娠の有無の確認
Last Meal	最終食事時間：full stomach であるかどうか
Event	処置が必要になった理由，最近のイベント，review of system

Allergy

アレルギー歴を聴取します．一般の方の想像するアレルギーは多くの場合食べ物などに限られてしまいますので，薬剤，喘息・花粉症の既往などについても「薬のアレルギーはありませんか？　大豆アレルギーはありませんか？」などのように closed question で問いかけると良いでしょう．

特にプロポフォール（ディプリバン®）には大豆由来のタンパクが使用されており，大豆アレルギーがないかどうか確認をしておくのは必須です．

Medications

かかりつけ医から出されている処方薬のほか，薬局で購入する医薬品やサプリメントについても確認することが必要です．特にベンゾジアゼピン系に代表される睡眠薬や風邪薬に含まれているエフェドリンなどは，相互作用が問題になることがあります．また，抗不安目的などで救急外来や病棟で処置前に既にジアゼパムやミダゾラムなどの静注薬剤が使用されていないかもチェックしましょう．

Past history/Pregnancy

既往歴は現在治療中の併存症，過去に治療し治癒している疾患，入院歴，手術歴に分けて聞くと，もれなく聴取できます．アレルギーにも関わってきますが，小児喘息や小児期の牛乳や卵アレルギーなどは突っ込んで聞かないと答えてもらえないこともしばしばです．また，頸部の外科操作後，挿管困難の既往，麻酔でのトラブルの既往も上記とは別に確認しておくことが必要です．

妊娠の有無は呼吸予備能の低下，拘束性障害のリスク，嘔吐のリスク，薬剤投与上のリスクなど，健常人と比較して様々なリスクを抱えています．病歴の時点

表 2-1　望ましい絶飲食時間

	成人	小児		
		<6 か月	6〜36 か月	>36 か月
ミルク*/軽食	6〜8 時間	4〜6 時間	6 時間	6〜8 時間
水	2〜3 時間	2 時間	2〜3 時間	2〜3 時間

＊これは母乳・調整乳を含む(脂肪が含まれていることが，胃内容物の排出を遅らせる)．
妊婦・重症糖尿病・GERD など，排泄が遅延する者ではこれ以上の絶飲食時間を要す．

で明らかにできればよいですが，可能性が少しでもあれば血清もしくは尿中 hCG のチェックを行いましょう．

Last meal

最終食事時間の確認で，気管挿管を含めた緊急時の対応に備えて患者の消化管の状態を確認しておくことは重要です．表 2-1 が絶飲食時間の目安になります．成人でこれを満たさない場合は，①処置を遅らせる，②鎮静のレベルを低くする，③気道を保護するために気管挿管を行う，のいずれかの検討を American Society of Anesthesiologists(ASA)は推奨しています[1)]．

ただし，ASA の推奨は必ずしも緊急時の処置に関するエビデンスに沿って行われたものではなく，また緊急時の処置を遅らせること自体が困難な場合もあります．実際の患者の状況に従って判断するべきだと思われます．The American College of Emergency Physicians は「絶食時間を理由に成人および小児の処置時の鎮静を遅らせるべきではない」という趣旨の声明を出しています[2)]．

Event

処置が必要になった直接の原因やその背景，最近患者自身に起きた出来事，Review of System を聴取します．特に処置が必要になった背景からは思わぬ事実が明らかになったりすることもあります．

例えば，転倒による骨折の原因がてんかん発作で来院時にジアゼパムを使用している場合は，ミダゾラムで鎮静すると過鎮静が起こりやすくなるかもしれません．

文献

1）American Society of Anesthesiologists Task Force on Sedation and Analgesia by Non-Anesthesiologists：Practice guidelines for sedation and analgesia by non-anesthesiologists. Anesthesiology 96：1004-1017, 2002

2）Godwin SA, Burton JH, Gerardo CJ, et al：Clinical policy：procedural sedation and analgesia in the emergency department. Ann Emerg Med 63：247-258, 2014

2 気道の評価

Quote

戦いとはいつも2手3手先を考えて行うものだ．

ジオン軍少佐：シャア・アズナブル

Point

- ☑ 気道トラブルを起こしそうな病歴の聴取しよう
- ☑ LEMONSで挿管困難を予測しよう
- ☑ MOANSで喚起困難を予測しよう

PSAを行ううえで，最も重要な合併症が気道緊急です〔Part 6「合併症対策」(p 107)を参照〕．PSAの際に起こる有害事象の発生率(表2-2)[1]をみると，いかに気道に関連するものが多いかがわかります．気道トラブルを未然に防ぎ，また起こったときに適切に対処できるよう，十分な心構えが必要です．

表2-2　PSAにおける有害事象の推定発生率

有害事象	発生率(%)
低酸素	4.0
嘔吐	1.6
低血圧	1.5
窒息	1.2
不穏	1.0
徐脈	0.7
喉頭痙攣	0.4
挿管	0.2
誤嚥	0.1

(Bellolio MF, Gilani WI, Barrionuevo P, et al：Incidence of Adverse Events in Adults Undergoing Procedural Sedation in the Emergency Department：A Systematic Review and Meta-analysis. Acad Emerg Med 23：119-134, 2016より改変)

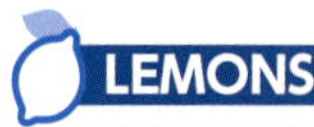

気管挿管困難の予測因子

Look externally	外見的に無理そうでないか
Evaluate the 3-3-2 rule	3-3-2 ルールを評価
Mallampati	Mallampati 分類
Obstruction	気道閉塞
Neck mobility	頸部可動性
Saturation	酸素飽和度

1つでも異常があれば挿管困難の可能性がある！

LEMONS で挿管困難を予測する！

身体所見としては，特に気道トラブルのリスクとなる所見のほか，挿管困難を起こしやすい特徴を見つけておきます．LEMONS の語呂合わせでもれなく確認しましょう．

Look externally

文字通り見た目でわかる所見のことで，肥満，あごひげ，歯列異常，小さい下顎，甲状腺腫大，頸部手術痕などを確認します．日本人では特に歯列異常や小顎症などが問題になります．

Evaluate the 3-3-2 rule

わかりやすい外観からのリスク評価方法として 3-3-2 ルールがあります(図 2-1)．開口したときに上と下の前歯の間に 3 横指(a)，オトガイ-舌骨間に 3 横指(b)，舌骨-甲状軟骨間に 2 横指(c)入れば問題ありません．もしそれ以下の場所が 1 つでもあれば，気道リスクとなります．

Mallampati 分類(図 2-2)

患者を開口挺舌させ咽頭後壁の観察をすることにより，挿管困難を予測する分類です．特に舌根により口蓋垂がほぼ隠れてしまう class Ⅲ およびⅣでは挿管困難が予想され，注意が必要です．

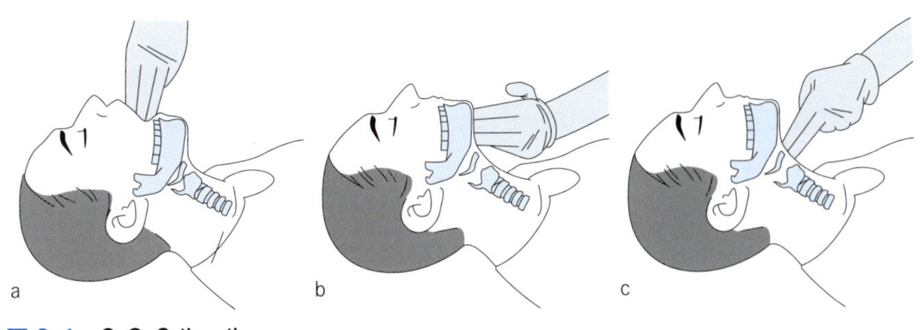

図 2-1　3-3-2 ルール

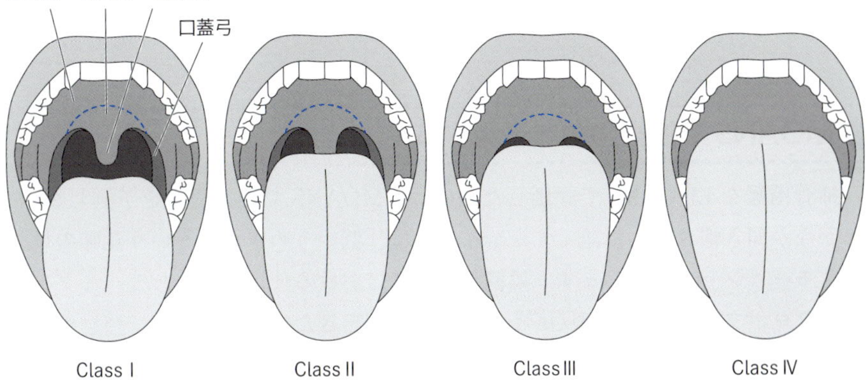

図 2-2　Mallampati 分類

Class Ⅰ：軟口蓋がすべて観察できる．Class Ⅱ：軟口蓋と口蓋垂が観察できる（口蓋垂の先端が隠れる）．Class Ⅲ：口蓋垂の基部のみ観察できる．Class Ⅳ：軟口蓋が観察できない．

Obstruction

日常的に気道閉塞があるかどうかを確認します．睡眠時無呼吸症候群の既往，いびきの有無を聴取します．特にいびきについては本人に自覚がないケースも考えられますので，家族，パートナーからも情報を聴取できると better です．

Neck mobility

頸部の可動性の確認を行います．外傷後で頸椎カラーなどの外固定器具装着時はもちろん，変形性頸椎症や靱帯骨化症，短頸などの既往や頸部疾患術後の場合，可動性に問題があり挿管困難となります．

Saturation

どこか遠くへ行こうとするドライバーは，普通ガソリンの残りを確認します．目的時に着く前にガソリンが切れては話になりません．気道の緊急事態において，その目安は酸素飽和度です．

酸素飽和度が低下している場合，まずは急性呼吸不全かどうか原因の検索が必要で，確認された場合は処置の中止および呼吸不全の治療を検討する必要があります．

慢性の酸素飽和度低下が疑われた場合，喘息，COPD，間質性肺疾患などの慢性呼吸器疾患の既往歴確認はもちろんのこと，診断されていない疾患を探し当てるうえで，喫煙歴(近親者の喫煙による受動喫煙も)，職業歴(土木業，炭鉱労働，タクシードライバーなど)，粉塵曝露歴，居住歴などの確認も考慮します．

MOANSで換気困難を予測する！

挿管困難をLEMONSで評価した次には，MOANSで換気困難を予測します．なかなか聞き慣れない単語ですがmoanとは「低いうめき声」という意味の単語で「モーゥン」と発音します．処置時の鎮静における使用薬剤として，ミダゾラム，プロポフォールなど副反応として呼吸抑制をきたすものがあり，バッグバルブマスク(BVM)による換気は度々必要となります．あらかじめ換気困難を予測することで，次の一手(気管挿管など)に移るタイミングをより適切に検討しやすくなります．MOANSによる換気困難予測は感度72%，特異度73%です[2)]．

Mask seal

BVMを装着するうえでの障害をみつけます．髭，出血など接触面の問題や下顎骨骨折や小顎症など固定を困難にする要因がこれにあたります．外面の観察，原疾患の評価を行いましょう．

Obesity

肥満のある患者は喉頭内腔も粘膜下の脂肪により狭くなっており．換気困難のリスクです．また，睡眠時無呼吸などがある患者も薬剤使用時は舌根沈下が起こりやすいです．肥満自体が睡眠時無呼吸のリスクでもあります．

MOANS BVMによる換気困難の予測因子

Mask seal	マスクをあてるときの阻害要因(髭，出血など)
Obesity	肥満
Age(≧55)	高齢者
No teeth	歯牙欠損
Stiff lungs	換気障害を起こすような疾患の有無(喘息，妊娠など)

Age(≧55)

55歳以上では換気困難のリスクが高くなるという報告が複数あります．Part 8「小児と高齢者について」(p 163)で触れますが，患者が高齢であること自体の認識はとても大切です．

No teeth

歯牙欠損はマスクフィット時の支持に影響を与えます．特に総義歯を外すとBVMをフィットさせるのはほぼ不可能になります．前酸素化の段階では義歯を付けたままでの換気がよいかもしれません．処置時にマスク換気を試みる場合は最初から二人法で行うほうが安全ですし，早めの気管挿管の検討が必要になるでしょう．

Stiff lungs

喘息やCOPDなど気道狭窄を起こす疾患，間質性肺疾患や胸水貯留，妊娠などの拘束性障害を起こす疾患ともに換気障害のリスクです．処置前の段階でwheezeを認めたり酸素飽和度低下がある場合は，β作動薬吸入をはじめ呼吸器疾患に対する治療を優先することも必要です．

HOPで病態困難を予測する！

LEMONSやMOANSは解剖学的な気道評価ツールですが，実際にPSAにおいて問題になるのはしばしば生理学的な事柄です．代表的なのは酸素化で，すでにLEMONSのSで評価を行うよう説明しましたが，ここでは改めて病態としてPSAを行ううえでの危険が隠れていないかをHOPで探し出します．患者の状態

HOP 病態困難の予測因子

Hypotension	低血圧
Oxygenation	酸素化
pH ↓	アシドーシス(代償としての頻呼吸を含む)

が安定していないことが多い救急外来や集中治療室などで特に重要です.

Hypotension

鎮静薬には血圧低下を起こす薬が多いため，ベースラインの血圧を確認することは重要です．脱水などによって血圧が低下している場合は，細胞外液の輸液を行いましょう.

Oxygenation

LEMONS の項でも触れましたが，今一度患者の酸素化について吟味しましょう.

気道トラブルが PSA における最も多い有害事象であり(表 2-2，p 31)，石橋をたたいて渡るに越したことはありません.

pH

生理的予備能の指標として pH は重要です．特に重度のアシドーシスがある場合，呼吸性代償によってギリギリ生命を維持している場合もあり，呼吸停止は直接命に関わります．PSA の評価で，全例の血液ガスを採取する必要はありません．重度の代謝性アシドーシスは，患者の呼吸様式を観察することでわかります.

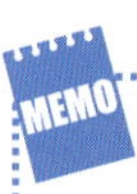

LEMONS や MOANS の問題点

挿管困難や換気困難の予測に LEMONS や MOANS はとても役立ちますが，欠点もあります．それは後咽頭より先，すなわち喉頭を実際に観察していない点です．喉頭蓋や声門を直視したわけではないので，実際に気道緊急になった場合に予想外のトラブル(喉頭癌が見つかるなど)が起こることもあります．気道，呼吸，循環については項目にない点についても病歴身体所見を丁寧に聴取することが大切です.

実際に気道トラブル，換気困難が起きたとき

気道トラブルやそれに伴う換気困難が予見できても，実際にトラブルが起きたときに対応できなければ何の意味もありません．明らかに気道困難が予測されるときはあらかじめ麻酔科医へのコンサルトや手術室での処置を行うようにしましょう．それでも気道トラブルが起きてしまったときのために，技術を磨いておくことも大切です．気道緊急のためのシミュレーションコースは各所で開催されているため，自信のない方は受講されることを強くお勧めします．

文献

1）Bellolio MF, Gilani WI, Barrionuevo P, et al：Incidence of Adverse Events in Adults Undergoing Procedural Sedation in the Emergency Department：A Systematic Review and Meta-analysis. Acad Emerg Med 23：119-134, 2016
2）Langeron O, Masso E, Huraux C et al：Prediction of difficult mask ventilation. Anesthesiology 92：1229-1236, 2000

3 ASA 分類

ASA 分類とは

ASA 分類（表 2-3）は正式名称を ASA Physical Status Classification System といい，手術麻酔における合併症および死亡のリスク評価のために作られた分類です[1]．病歴のみで評価ができるようシンプルに作られており，PSA における患者評価に必須です．

ASA 分類による PSA のリスク評価

もともと ASA 分類は術前評価のために作られたものですが，PSA においても手技前の患者状態のアセスメントおよび適切なコンサルトを行うために有用な指標です．

ASA Ⅰ

基礎疾患がなく，特段のリスクを認めません．もちろんすべての処置において慎重な評価および薬剤投与が必要です．

ASA Ⅱ

軽微な基礎疾患のある状態です．大きな危険はない状態です．一般的にはコンサルテーションは不要です．

ASA Ⅲ

重篤な基礎疾患のある状態です．PSA にあたっては病状の判断のため内科コンサルトや循環動態のモニタリングが望ましく，適応を慎重に判断する必要があります．

ASA Ⅳ

急性期の疾患により不安定な全身状態です．麻酔科コンサルトが必須であり，

表 2-3　ASA Physical Status Classification System（ASA 分類）

ASA 分類	定義	例
ASA Ⅰ	健康な患者	健康で喫煙がなく飲酒も少ない
ASA Ⅱ	軽微な全身疾患をもった患者	喫煙者，飲酒者，妊婦，肥満（30<BMI>40），コントロール良好な糖尿病・高血圧，軽微な肺疾患
ASA Ⅲ	重篤な全身疾患をもった患者	コントロール不良な糖尿病・高血圧，COPD，肥満（BMI≧40），活動性肝炎，アルコール依存，ペースメーカー留置，EF 低下，維持透析，生後 60 週以下，3 か月以上経過した心筋梗塞・脳卒中・TIA・冠動脈疾患ステント留置後
ASA Ⅳ	生命の危険を伴う全身疾患をもった患者	発症 3 か月以内の心筋梗塞・脳卒中・TIA・冠動脈疾患ステント留置後，虚血性心疾患罹患中，重症弁膜症，EF の著明な低下，敗血症，DIC，急性肺障害，維持透析されていない末期腎不全
ASA Ⅴ	手術を行わなければ助からなさそうな患者	大動脈破裂，重症外傷，選挙性病変を伴う頭蓋内出血，重篤な血管病変による腸管虚血，多臓器不全
ASA Ⅵ	脳死移植のドナー	

＊緊急手術：分類の末尾に E をつける

非専門医が自身の判断のみで PSA を行うのは避けるべき状態といえます．場合によっては手術室に移動しての手技が望ましいでしょう．

ASA Ⅴ

生命の危機が迫っており，緊急手術の是非を考慮する状態です．麻酔科医，手術担当科医にコンサルトが必須です．術前よりモニタリングおよび全身管理が必要となります．

ASA Ⅵ

脳死移植のドナーを意識した分類です．各施設の脳死患者に対するプロトコールに従って対応してください．一般に PSA とはあまり関わりがない分類と思われます．

文献

1）American Society of Anesthesiologists web site. https://www.asahq.org/resources/clinical-information/asa-physical-status-classification-system［2016 年 9 月 30 日閲覧］

4 準備するもの

Quote

幸運は用意された心のみに宿る.

フランスの化学者・細菌学者：Louis Pasteur

Point

- 準備するものは大きく分けて「鎮静に必要な道具」「トラブル対応の道具」
- SOAPIER で物品をチェック！
- 観察の人員・場所を忘れずに！

必要な物品は SOAPIER でチェック

鎮静を行う計画が完成したら，次は鎮静を行うための準備です．準備するものとしては鎮静に使う薬剤およびその投与経路，鎮静時のトラブルに対応するための道具の2つに分けられます．

必要な物品をそろえるためのゴロとして「SOAPIER」をご紹介します．やや覚え難いのですが，カルテの型はSOAP(subjective, objective, assessment, plan)ですよね．ご存知のように，意味は「石鹼」です．その形容詞が，SOAPY.「石鹼のような」転じて，「メロドラマのような」という意味もあります．その比較系が，SOAPIERです．あえて訳せば，「更に石鹼のような(いったい誰と比べて!?)」です．日常会話では使いませんね．

Suction

吸引用の器具，チューブを用意します．体格に合わせてチューブの太さを決めますがその性質上できる限り太いほうがよいでしょう．実際に陰圧動作確認を行うことも忘れずに．

吸引器具のない場所での鎮静は危険が伴うため，必ず準備してください．

物品準備のための **SOAPIER**

Suction	吸引器具
Oxygen	酸素投与器具
Airway stuff	気道確保用器具
Pharmacy stuff	薬剤
IV-line	静脈ライン
Equipment	モニター機器
Rescue	急変時用の物品

Oxygen

前酸素化や緊急時の対応のために酸素投与のための器具は必須です．

経鼻カニューレ，酸素マスク，BVM，携帯用酸素タンクなどを準備します．

BVMについては緊急時にすぐ使用できるように組み立てておくことが必要です．特に慣れていない慢性期病棟などでは組み立てができないスタッフがほとんどであり，医師も組み立てができるようになっておく必要があります．

Airway stuff

前酸素化時の気道狭窄，気道トラブルのときに用いる気道確保のための器具です．

使用場面は前酸素化時の気道確保，喉頭展開および挿管・換気用に分けられます．

前酸素化時：経口・経鼻エアウェイ

喉頭展開および挿管時：気管チューブ，スタイレット，喉頭鏡，ブレード，ビデオ付き喉頭鏡，カフ用シリンジ，聴診器，カプノメーター，バイトブロック，BVM

Pharmacy stuff

計画段階で使用することにした薬剤を準備します．また，緊急時に使うための拮抗薬やACLS（advanced cardiovascular life support：二次救命措置）のための薬剤も同時に用意すべきです．

IV-line

静脈ラインが確保されていない患者の場合，薬剤投与のための静脈ルートが必要になります．点滴の内容は血圧低下時や過鎮静時など緊急時の補液や薬剤投与のとき急速静注が可能なように，生理食塩水もしくは糖質の入っていないリンゲル液を選択するほうが無難だと考えています．カリウムの有無についてはあまりこだわらなくてよいかもしれません．

Equipment

モニタリングのための機器の準備が必要です．詳しくは次章で述べますが，パルスオキシメーター，カプノグラフィ，心電モニター，血圧計などを準備しましょう．

Rescue

急変時の対応についてはACLSに則った対応が原則になり，そのための道具が必要になります．上記のものに加え，除細動器やカテコールアミン，抗痙攣薬などを用意しましょう．

理想的には蘇生に必要な物品がそろった救急カートが近くにあることが望ましいと思われます．

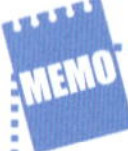

声門上器具

ラリンジアルマスクやコンビチューブなど様々な声門上器具が開発されています．

病院前救護や予定手術などでは気管挿管よりも有利な点もあるため，状況によっては選択の余地があるでしょう．

ただし，気道緊急の時などは平常時よりも焦って頭が働かなくなるものです．またそのために緊急時の対応のプロトコールなどはできる限り平易で単純なものに設計されています．

本書の読者は麻酔や集中治療を専門にする方から初学者まで幅広く対象にしていますが，気道管理を専門としない医師は使い慣れた道具を用いるほうがよいかもしれません．

実は大切な経過観察のための人員と場所

薬剤投与のあとには必ず適切な経過観察が必要です〔「処置後の経過観察」の項

ミダゾラムで鎮静後上部消化管内視鏡を開始
↓
咽頭反射が強いためミダゾラム追加
↓
処置終了後モニターをつけて誰もいない観察室に
↓
処置終了により刺激がなくなり過鎮静気味に
↓
舌根沈下，呼吸停止
↓
少し時間が経ってモニター上徐脈となり初めて過鎮静を認識

図 2-3　呼吸停止に気がつくのに時間がかかる例

参照(p 95)〕．このときにあらかじめ準備が必要なのが，経過観察のための適切な環境です．意識が清明となり帰宅可能と判断するまで観察を行うスタッフと場所をあらかじめ用意しておきましょう．図 2-3 のようなストーリーは十分に起こりうる事故です．

ACLS は必修科目！

みなさんは初期研修のときに ACLS を受講しましたか？　気道評価の頃で前述しましたが，緊急時に対応できるようになることは医師として必須の能力です．物品を準備するだけでなく，それをうまく使えるように ACLS を必ずマスターしておきましょう．特に ACLS は定期的にその内容が update されるため，あまり長いこと勉強せずに放置していると，いざというときに昔の内容で CPR を指示してしまい，初期研修医から怪訝な表情で見られてしまうかもしれません．

5 前酸素化のメリット/デメリット

Quote

長く助走をとった方がより遠くに飛べるって聞いた

Mr. Children：『星になれたら』より

Point

- ☑ 前酸素化を行うことで，呼吸が停止したときの酸素飽和度低下までの時間を稼ぐことができる
- ☑ 処置中も酸素投与を行う
- ☑ 前酸素化により酸素飽和度による呼吸抑制のモニターができなくなる

PSA を行う前には前酸素化(preoxygenation)を行ったほうがより安全に処置を終えることができるといわれています．前酸素化とはいったい何でしょうか．

もともとは低酸素のリスクがある患者に対し気管挿管を行う前に高濃度酸素投与を行い，肺胞内をより高い濃度の酸素で充満させることにより，酸素飽和度が低下するまでの時間を延長させ，より安全に挿管の手技を行うようにしたのが始まりです．PSA の重要な副反応として低換気や呼吸停止があり，この状態に陥ったときにより安全に気道管理を行うために，重要な役割を果たしています．

前酸素化を行ったあとにサクシニルコリン投与で無呼吸となった場合の SaO_2 の変化のシミュレーションを図 2-4 に示します[1)]．健常な成人であれば SaO_2 が 90% を下回るまでに 8 分程度を要しており，前酸素化なしの場合酸素飽和度低下が 1 分足らずで認められるのと比較すると，低酸素血症となるまでに時間の余裕があります[2)]．

前酸素化の方法

本来ならば FiO_2 90% 以上で酸素投与することが望ましいですが，そのためには逆流防止弁の付いたリザーバーマスクを使用しなければならず，現実的には困難です．一般的に日本で利用されている逆流防止弁のないリザーバー付きマスク

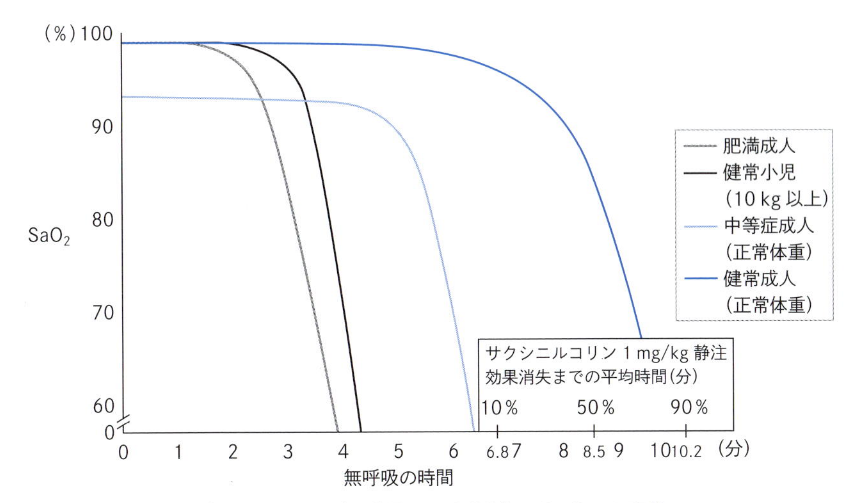

図 2-4　酸素化を行ったあとに無呼吸にした場合の SaO_2 の変化

(Benumof JL, Dagg R, Benumof R : Critical hemoglobin desaturation will occur before return to an unparalyzed state following 1 mg/kg intravenous succinylcholine. Anesthesiology 87 : 979-982, 1997)

では酸素流量 15 L/分で FiO_2 は 60〜70% といわれています．

通常の呼吸様式の患者ならば FiO_2>90% の酸素濃度で 3 分間前酸素化を行うか，8 回深呼吸をしてもらうことで十分な酸素化が得られるとされています[2]．

実際には処置開始数分前から経鼻カニューラから流量 3L/分で酸素投与開始し(前酸素化)，処置中も同量で投与継続する方法(supplemental oxygen)が一般的です．処置後の過鎮静が予見される場合は処置後も酸素投与を続けましょう．

酸素化をめぐるエビデンス

1950 年代には既に麻酔科領域で rapid sequence intubation での前酸素化が有用であることが認識されていました[2]．しかしながら PSA を行ううえでの前酸素化に関するエビデンスは今のところきわめて限定的です．

処置中の酸素投与については，プロポフォールの使用中に通常のマスクによる酸素投与では低酸素血症が 41% 認められたのに対し，high-flow Oxygen を使用した群では 19% であったとする RCT があります[3]．呼吸抑制のリスクが高い患者や，もともと酸素化が悪い場合には，high-flow oxygen はよいオプションになります．

EBM プロポフォール使用中の supplemental oxygen の効果

	低酸素の割合（SpO_2＜93％）
O_2 Face Mask 15 L/分	41％
hygh-flow Oxygen	19％

前酸素化のデメリット

前酸素化により低酸素血症を起こすまでの時間を延長することはできますが，これはあくまで「時間稼ぎ」であることを覚えておいてください．その間呼吸抑制が続けば，いずれは低酸素血症に至ります．したがってできる限り早く呼吸抑制の発生を認知し，その改善を行わなければなりません．そのためにはモニタリングが重要です．しかし，前酸素化や処置中の酸素投与がされていると，酸素飽和度はすぐには下がらず呼吸抑制に気づくのが遅れることが，前酸素化のデメリットといわれています．実際には，カプノグラフィによって，呼吸抑制の発生はすぐにわかります．また，患者を丁寧に観察していれば，呼吸が浅くなっていたり，呼吸回数が少なくなっていたりすることにも気づけるでしょう．そのような理由で，前酸素化のメリットは，デメリットを上回るとわれわれは考えています．

文献

1）Benumof JL, Dagg R, Benumof R：Critical hemoglobin desaturation will occur before return to an unparalyzed state following 1 mg/kg intravenous succinylcholine. Anesthesiology 87：979-982, 1997

2）Weingart SD, Levitan RM：Preoxygenation and prevention of desaturation during emergency airway management. Ann Emerg Med 59：165-175, 2012

3）Deitch K, Chudnofsky CR, Dominici P, et al：The utility of high-flow oxygen during emergency department procedural sedation and analgesia with propofol：a randomized, controlled trial. Ann Emerg Med 58：360-364, 2011

Part 3

モニタリング

1 モニタリングの必要性と注意点

Quote

僕は自分の目で見たものしか信じない．けど，この目で見たものはどんなに馬鹿げたものでも信じるよ．

放浪の吟遊詩人：スナフキン

Point

- ☑ 鎮静の成功のカギがモニタリングである
- ☑ 各臓器機能に合わせたモニターを選択する
- ☑ 各モニターの特性と注意点を認識する
- ☑ モニターの配置を考える
- ☑ アラームの設定を工夫する
- ☑ 最終的な判断はモニターではなく自分自身が行う

鎮静中のモニタリングは，
モニタリング専任者が，患者の状態を加味したうえで，複数のモニターを駆使して管理する！

全身麻酔と PSA

全身麻酔と処置時の鎮静と鎮痛（PSA）にはいくつか相違点があります（表 3-1）．手術室で行われる全身麻酔の場合，それに特化した環境ですので鎮静や鎮

表 3-1　全身麻酔と PSA に関わる各要素の比較

全身麻酔		PSA
手術室	場所	外来や処置室
深鎮静	鎮静深度	浅鎮静〜中等度
確実な気道確保と人工呼吸	呼吸	自発呼吸
充実した生体機能モニター	モニタリング	最低限のモニター
蘇生のための薬剤や器具が充実	薬剤・器具	蘇生には不十分な準備
手術に関わるスタッフ多数	医療従事者	外科医と看護師 1 人ずつ
常駐	麻酔科医	不在

痛を行ううえで安全性が確保されていますが，外来や処置室で行われる，いわゆる「セデーション」の場合，表に示した通り，多くは鎮静に特化した環境になっていないのが現状です．そのなかで，いかに安全性を確保するかが課題であり，「緊急事態の早急な察知」という観点では，モニタリングの充実は必須条件になります．

モニタリングの原則

「鎮静」は「意識の抑制」ですが，同時に「呼吸循環の抑制」とセットで考えなければなりません．そのため，原則として『意識』の管理に専念する医師と「呼吸循環」の管理に専念する医療者(必ずしも医師である必要はない)を配置するべきです．1 人で行ってはなりません．なぜなら①処置の進行を確認しながら②薬剤投与を行いつつ意識状態を評価する一方で，③各種モニターの変化に細心の注意をはらい，④患者の変化に対応する，といった非常に危険な医療行為を強いられるためです．処置に専念してしまうあまり，全身状態への配慮は欠けることになり，無事処置を終えても，気づくと呼吸や循環動態が危機的状況に陥っていることが稀ではありません．処置時の鎮静は，一歩間違えると，生命をも脅かすことを肝に銘じて，十分な準備をしたうえで臨みましょう．その際，みなさんの大きな助けになるのが，この章で説明する「モニタリング」です．

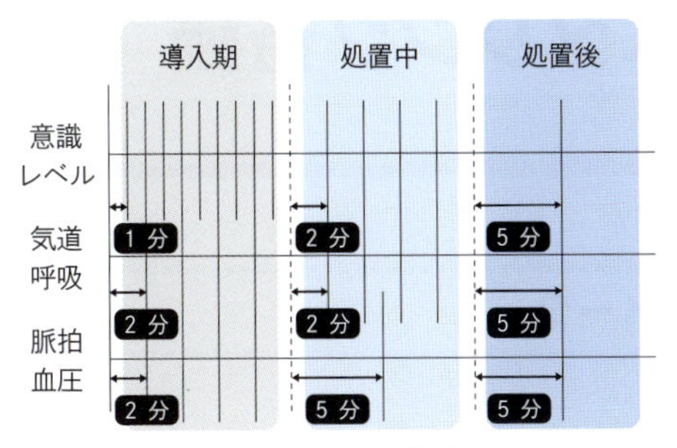

図 3-1　**各モニタリングの頻度**

EBM

米国での小児の鎮静における合併症を調査した報告[1)]では，リスク因子として，入院中よりも「外来(クリニック)での処置」に加え，モニター(特にパルスオキシメーター)の不使用や不適切な解釈が挙げられています．鎮静を軽視せず，スタッフを揃え，モニタリングを徹底することにより，リスクを減らすことができるのです．

各臓器機能とモニター

一般的に汎用されている，各臓器の評価を担うモニタリングを列挙します．また各モニタリングの頻度について図 3-1 に示します．

意識：bispectral index(BIS)モニター
呼吸：パルスオキシメーター，カプノメーター，胸部インピーダンス法
循環：心電図，動脈圧(非観血的測定方法)

もちろん，各機能を反映する身体所見が最も直接的なモニタリングになるのは言うまでもありません．次節では各モニタリングの特性と使用時の注意点を述べていきます．

文献

1) Coté CJ, Notterman DA, Karl HW, et al：Adverse sedation events in pediatrics：a critical incident analysis of contributing factors. Pediatrics 105 (4 Pt 1)：805-814, 2000

2 モニタリング各論

パルスオキシメーター

原理

- 酸素がくっついたヘモグロビン(酸化ヘモグロビン)とそうでないヘモグロビン(還元ヘモグロビン)では光の吸収度が違います．その違いを利用した機器で，1970年代に日本の企業で開発されました．

役割

- 経皮的動脈血酸素飽和度(SpO_2)を測定できます．呼吸評価のなかでも，酸素化の指標となります．過鎮静に伴う呼吸抑制で低酸素をきたした際に，SpO_2 の低下を認めます．
- 脈拍数も連続的に表示されます．心電図電極のノイズに伴うエラー中も脈拍が連続的に表示されます．

目標値

- 75% 未満は信頼度が低いとされています[1)]．PSA では酸素投与を行い積極的に酸素化(preoxygenation＋supplemental oxygen)をします．通常の肺機能であれば SpO_2 は 99～100% を示します．
- 高齢者では正常な SpO_2 は低めの値が出ます(図 3-2)．

エラー対策

- 数値の低下の際は，SpO_2 の波形を確認します．体動や末梢血流の低下(循環不全やマンシェットによる駆血)により波形の乱れや消失が起きると，モニターの SpO_2 の値は低下します．呼吸の状態を確認するのと同時に，波形が脈拍と同期していることを確認しましょう．指先で波形が不良になる場合は，より血流が維持されやすい耳介への装着や前額部用モニターが有用です[2)](図 3-3)．
- 一酸化炭素中毒患者では，一酸化ヘモグロビンが酸化型ヘモグロビンとして認識され，SpO_2 は高く表示されます．一方で爪の色調が悪い(マニキュアなど)場合は，数値が低値を示すこともあります．

注意点

- 一般的に，入院患者では 99% 以上を表示するべきではありません．図に示し

$$PaO_2 = 100 - 0.4 \times 年齢$$

例えば 80 歳の高齢者では
$PaO_2 = 100 - 0.4 \times 80 = 68$

平常状態の酸素解離曲線では
$PaO_2 = 68$ では $SaO_2 = 92〜93\%$ に該当する.

高齢者では，ヘモグロビン値や心機能に問題なければ低めの SpO_2 でも酸素供給は十分である.

図 3-2　動脈血酸素分圧(PaO_2)と年齢
高齢者では正常な SpO_2 は低めになる．高齢者の処置に際して，処置前にパルスオキシメーターを装着し，鎮静前の値を確認しておくとよい．そうすれば処置中の SpO_2 の低値での推移に慌てなくてすむ.

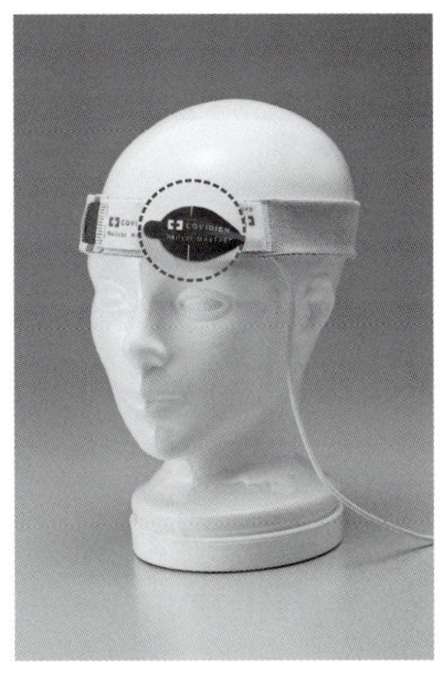

図 3-3　マックスファスト™
(提供：コヴィディエンジャパン)

た通り，動脈血酸素分圧(以下 PaO_2)は 100 mmHg 以上になると SpO_2 として 99〜100% となります(図 3-4)．PaO_2 が 150 mmHg であっても 500 mmHg であっても，SpO_2 は 99〜100% の値を表示します．つまり呼吸状態による酸素化の変化を捉えられず対応が遅れることになります．酸素運搬能としても SpO_2 は 96〜97% 程度で十分です．酸素毒性の観点からも過剰な酸素投与を避けましょう.

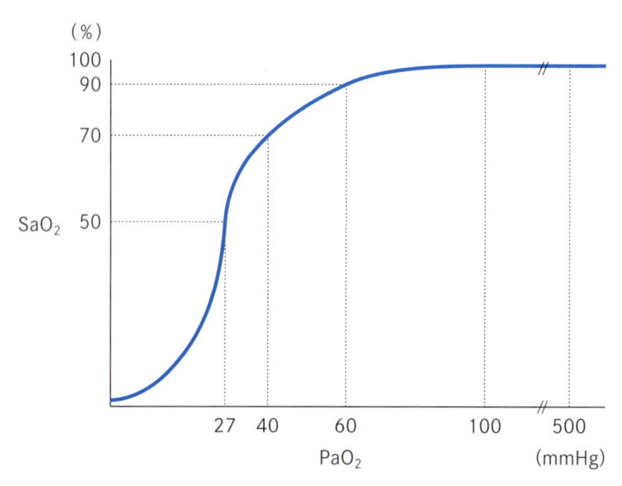

図 3-4　酸素解離曲線
動脈血酸素分圧(PaO_2)が 100 mmHg 以上になると，動脈血酸素飽和度(SaO_2)は 98～100％ の範囲でしか変動しない．

- SpO_2 は血中二酸化炭素分圧には影響を受けません．低酸素血症をきたすほどの低換気になるまでは，換気量の低下を示さないため注意が必要です．換気量の評価のためには，後述するカプノグラフィによる呼吸回数や実際の胸郭運動を観察して，総合的に評価します．
- 処置時のモニタリング中は，モニターのパルス同期音を ON にし，音のトーンを SpO_2 に設定します．SpO_2 の上下に従って音程が変化するため，モニターの値を目視していなくても，聴覚的に酸素化の変化にいち早く気づくことができます．
- プローブは皮膚障害などの観点から 4 時間以内に装着場所の変更をします．

灌流指数(PI)

最近の生体情報モニターでは SpO_2 の詳細設定で灌流指数(perfusion index; PI)を表示できるものもあります．これは SpO_2 センサーを装着している部位の血流の灌流の程度を反映しており，末梢循環の悪化に伴い数値が低下するというものです(図 3-5)．1% 未満の部位は血流の低下が示唆されるため，1% 以上の PI を示す部位で SpO_2 をモニターするのが望ましいとされます．

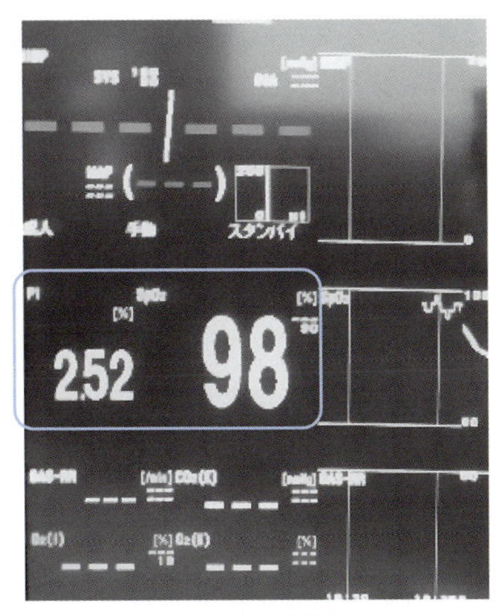

図 3-5　動脈血酸素飽和度(SpO_2)と perfusion index(PI)

心電図モニター

● 原理

心臓の運動は脱分極や再分極といった，電位の変化を伴っています．心電図では胸部の電極で電位の変化を捉え，記録しています．電極に向かってくる電力は上向きに記録され，離れる電力は下向きに記録されます．

● 役割

- パルスオキシメーターと並んで，必須のモニターです．鎮静に伴う異常な脈拍の低下や，痛みに対する交感神経の賦括を捉えられます．また循環抑制に伴う，冠動脈虚血の発生を ST の変化で捉えることができます．

● 目標値

- 平静時の±20% 程度の心拍数を正常範囲とします．
- ST と基線の解離が±で表示されます．鎮静前の値を確認しておきましょう．

● エラー対策

- 電極の貼り付け不良や接続不良のほか，体動や振動，電気メスのノイズなどにより波形が乱れます(アーチファクト)．
- アーチファクトが生じた際は不整脈と認識し，アラームがなります．電極の確認と同時に，パルスオキシメーターの波形と同期しているかを確認します．電極が問題なく，パルスオキシメーターの波形が消失した場合は，致死的不整脈による本当の波形の乱れの可能性がありますが，波形が描出されているときは，体動や接触によるノイズや，電極の問題と判断します．

注意点

- 3点誘導の場合，心筋虚血の検出に関してはⅡ誘導が最も高いとされるため，通常はⅡ誘導をモニタリングしましょう[3)]．
- 虚血性心疾患の既往やリスクが高い患者では通常の3点誘導ではなく，5点誘導でモニタリングすることにより，冠血流低下に対する感度を上げられます（Ⅱ誘導単独では感度75％未満，V4とV5を組み合わせることで感度は90％以上となります）[3)]．
- 通常のモニターでは呼吸回数が表示されますが，これは胸郭の呼吸運動を心電図の電極間の電気抵抗変化（インピーダンス）を利用したものです．しかし全身麻酔下でない限り，値は安定しません．後述する呼気終末二酸化炭素分圧がモニタリング可能であれば，表示しなくても構いません．

非観血的血圧測定

原理

- 血圧の測定法にはマンシェットを用いた触診法，聴診法もありますが，生体情報モニターの設定で可能な自動測定法が簡便です．マンシェットのカフに伝わる動脈の拍動を拾っています．カフで拾われる振幅が出現したところを収縮期血圧，振幅が最大のところを平均血圧，振幅が消失したところを拡張期血圧としています．

役割

- 循環の指標として，一定時間ごとに自動的にマンシェットで測定可能です．鎮静に伴う循環抑制や，痛みに対する交感神経の賦活を捉えられます．一般的に，安定した循環動態の下では，臓器灌流を重要視するため，その指標となる平均血圧をモニタリングします．

目標値

- 通常上腕にカフ圧計を巻き測定します．WHOのガイドラインでは安全な手術のために少なくとも5分ごとの動脈圧測定を強く推奨しています[4)]．普段の血

表 3-2　血圧計のマンシェット規格と年齢

			幅(cm)	長さ(cm)
成人用	上腕用	標準体格	14	25
		肥満者用	14	28
	下肢用	大腿用	18	50
小児用	上腕用	3 か月未満	3	15
		3 か月～3 歳	5	20
		3 歳～6 歳	7	20
		9 歳以上	12	25

(讃岐美智義：麻酔科研修チェックノート，改訂第 5 版．羊土社，2015)

圧を確認し，鎮静中は普段の平均血圧の 20% 以内の変動で管理しましょう．

エラー対策

- 体動や接触によってチューブが振動する場合は，不正確な値になります．振動により測定できない場合，振幅の消失のために更なるカフ圧が必要と判断され，圧の上昇が起きます．場合によっては疼痛を伴うこともあるため，いったん測定を中止し，もう 1 度外的振動のない，安静状態で測定しましょう．
- 心臓の高さとの差により値は変化します(10 cm 高くなると 7.6 mmHg 低く表示されます)．処置前と処置中の体位が異なる場合は，胸の高さとマンシェットの高さの変化を考慮しましょう．

注意点

- 適切なサイズを用いなければ誤差が大きくなります(表 3-2)[5]．カフ幅が狭いものでは高く表示され，広いものでは低く表示されます．下肢(足首)に巻く場合がありますが，心臓から遠位になるほど，血圧の数値は高くなります．
- 静脈ラインを確保している上肢とは反対側の上肢にマンシェットを巻きます．マンシェットと同側の四肢に静脈ラインを確保している場合は，逆流防止弁付きの点滴ルートを用いましょう．

カプノグラフィ

カプノグラフィは挿管時に使うイメージが強いですね．手術室や集中治療室でよく使われます．このカプノグラフィ，実は非挿管時にも使用できて，特に

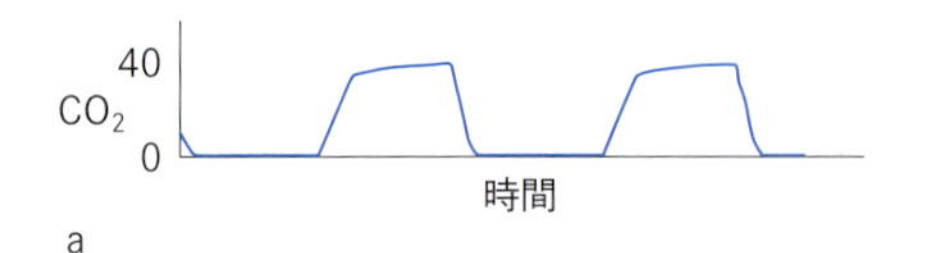

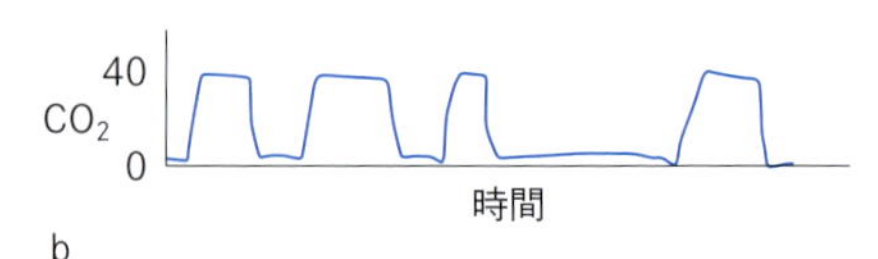

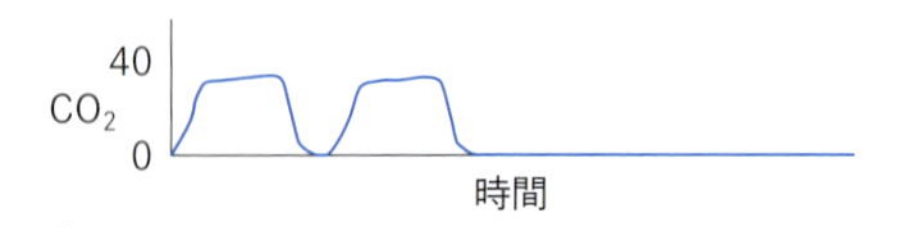

図 3-6　カプノグラフィの波形
a：閉鎖回路（人工呼吸器），強制換気時の正常波形.
b：非閉鎖回路（酸素マスクなど），自発呼吸時の正常波形.
c：無呼吸，気道閉鎖，チューブ閉塞，チューブ脱落時の波形消失.

PSA では威力を発揮します．特徴的な波形を図 3-6 に示します．

● 原理

- サイドストリーム方式では，専用のチューブから呼気を微量に持続吸引し，その中の二酸化炭素分圧を表示します．
- メインストリーム方式という，専用の赤外線モニターで CO_2 を検出する機器もありますが，挿管管理を必要としない，処置時の鎮静の際には向いていません．
- 両者の違いを図 3-7 に示します．

● 役割

- 鎮静中の酸素投与を行う酸素マスクへの装着（図 3-8）や，最近では経鼻酸素チューブと一体になったデバイスもあります（図 3-9）.
- 鎮静薬や麻薬による呼吸への影響をモニターします．特に，呼吸状態が確認しづらい腹臥位での処置や MRI 撮影中のモニタリングに有用です．

● 目標値

- 鎮静薬による呼吸抑制であれば，浅い換気量を代償して呼吸回数は多くなります．一方で麻薬による呼吸抑制であれば呼吸回数は少なくなります．
- 正常呼吸回数 1 分間あたり 10～12 回程度を目安にします．

● エラー対策

- 波形消失時は，呼吸状態を目で確認し評価すると同時に，サンプリングチュー

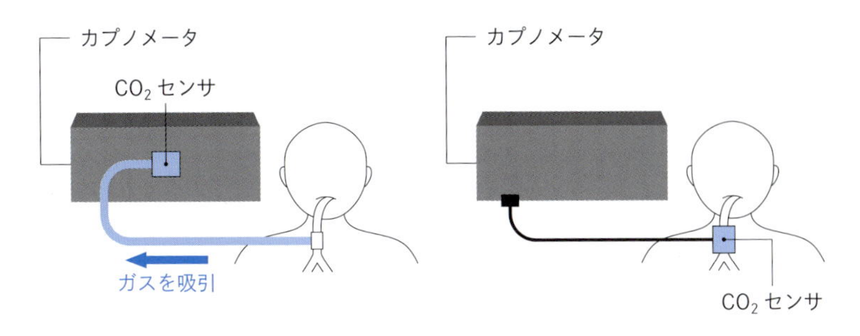

	サイドストリーム方式	メインストリーム方式
長所	・回路にセンサを取り付けないため，患者の負担が比較的少ない ・他ガスの同時測定ができる ・死腔が小さい	・長時間使用の安定性がよい ・応答が速く，波形歪みがない ・速い呼吸，低流量の呼吸でも正確に測定
短所	・サンプリングチューブが閉塞しやすく長時間測定に向かない ・応答がやや遅く，速い呼吸で波形が歪むことがある	・センサを取り付けることで，気管チューブが折れたり曲がることがある ・死腔が比較的大きい

図 3-7　サイドストリーム方式とメインストリーム方式
〔日本光電工業株式会社 Web サイトより（http://www.nihonkohden.co.jp/iryo/techinfo/co2sensor/stream.html）〕

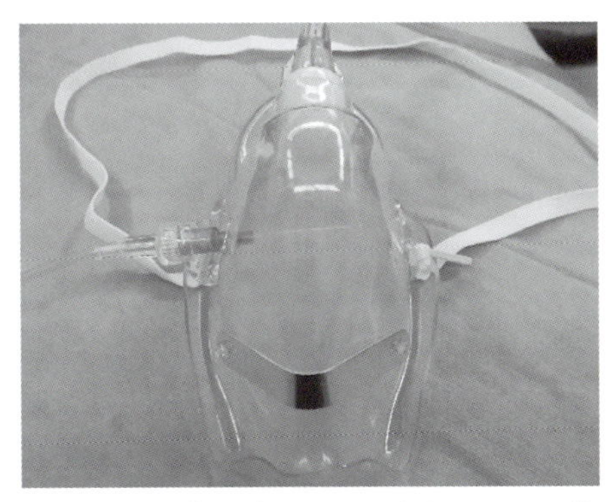

図 3-8　カプノグラフィと酸素マスクの接続例
22 ゲージのサーフロ針の外筒のみをカプノグラフィのチューブに接続し，酸素マスクの吸気孔に挿入している．

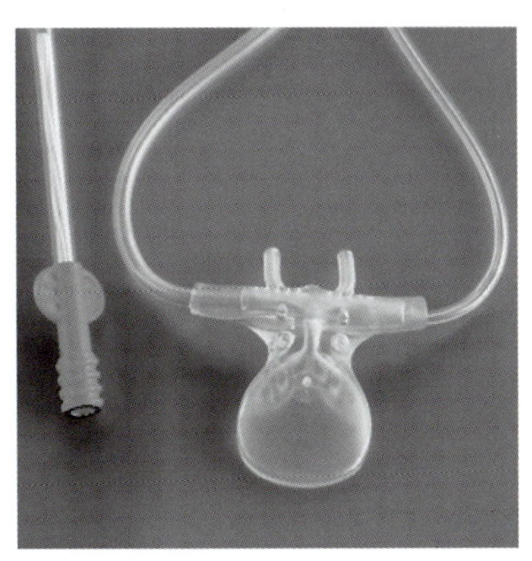

図 3-9　FilterLine™　スマートカプノライン™ プラス
（提供：コヴィディエンジャパン）

ブの閉塞や位置・接続の異常がないかを確認します．酸素マスクからの脱落，医療機器やストレッチャー，医療スタッフの踏みつけによる閉塞に注意します．

● **注意点**

- 全身麻酔時の閉鎖回路とは異なるため，波形は一定とはならず，呼吸動態の評価には不適切です．また数値も血中の二酸化炭素分圧と大きく解離します．そのため，絶対値を見るのではなく，その波形から呼吸の有無や呼吸回数を評価するのに用います．

EBM

集中治療領域ではカプノグラフィの有用性について異論もあります[6]．異論の主な論点は，重症患者特有の呼吸循環メカニズムや，管理中の体位などで，$PaCO_2$ と $EtCO_2$ の相関性が弱くなるため $PaCO_2$ の代用としては不適切とするものです．しかし，処置中の鎮静の場面では，厳密な $PaCO_2$ を知ることは目的になっておらず，呼吸回数の観察や，そもそも呼吸の有無を判断することができる点で，カプノグラフィは有用です．

実際に救急外来[7]や内視鏡室[8]での PSA で低酸素イベントの発生減少に有効との報告があります．

BIS モニター（図 3-10）

● **原理**

- 患者の前額部からこめかみに電極を取り付け，「脳波」および「BIS 値」を表示します．測定原理については企業秘密になっており，詳細は公表されていません．

● **役割**

- 鎮静状態を数値化します．値が高いと覚醒度が高いことを意味します．値が低いと鎮静度が深いことを意味します．

● **目標値**

- 100 が完全覚醒で 0 が脳活動のない状態を示します．全身麻酔中は 40～60 が至適値ですが，処置時の鎮静中は 70～80 程度を目標とします．

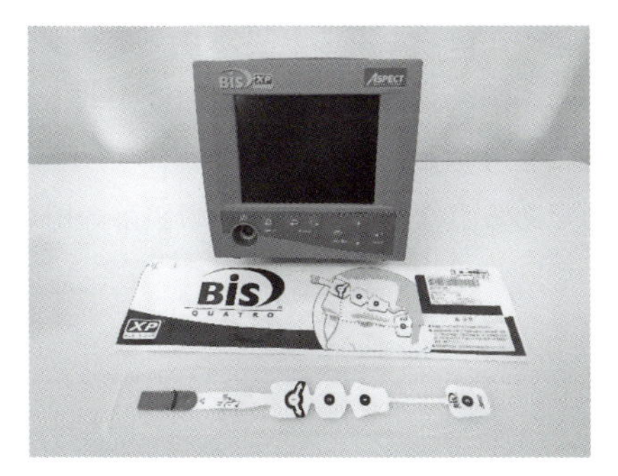

図 3-10　BIS モニター

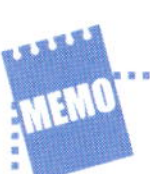

BIS モニターは鎮静の程度を表示しますが，厳密にはリアルタイムモニターではありません．直前の 30 秒～1 分の脳波を分析した値になります．つまり，値が上昇したときには既に覚醒していることになります．鎮痛が不十分で，突然痛みを自覚し，覚醒するといった反射的な状況を防ぐことは難しいのです[9]．あくまで鎮静薬に対する，実際の鎮静状況のトレンドを把握するためのモニターと考えておきましょう．

エラー対策

- 体動や皮膚とのセンサーの接触障害，電気メスのノイズにより異常高値をきたすことがあります．
- 数値が信頼できないときは筋電図の混入や貼り付けの程度(皮膚抵抗)を評価するのに，筋電図表示バーの確認やインピーダンスチェックを行います．
- 単極電気メスのノイズは電気信号が大きいためノイズとして認識されやすく，BIS 値が表示されなくなりますが，双極電気メスのノイズは低振幅高周波であるため脳波と間違われやすく，BIS 値は高値を示すことがあります．

注意点

- 小児では成人に比べ，値が高めに表示されます．
- PSA 時の浅～中等度の鎮静では筋電図の混入や体動で信頼性に欠けるため有効性は疑問視されています．最も有効な意識のモニタリングは「頻繁な声かけ」です．
- 電極が突起様になっており，装着する際に痛みを伴います．

- ケタミン投与時は，他の鎮静薬や麻薬と異なり，ケタミンにより脳血流・脳代謝が維持されるため，鎮静の程度としての信頼度が低下します．
- 体動や筋電図の混入により信頼度が低下する点，5〜10秒程度のタイムラグがある点，機器が高価である点などから処置時の鎮静の際には必須のモニターとまではなりません．

深部体温

原理

- 家庭や外来などで頻用される電子体温計は，温度の変化により得られる電気抵抗の変化を捉えています．最近ではセンサーで赤外線を検出し体温を分析する耳内用の体温計もあります．

役割

- 処置が1時間以上要する場合は体温変化をモニタリングします．通常手術室での全身麻酔中とは違い，鎮静のみの薬剤で悪性高熱を誘発するリスクはほぼ皆無ですが，鎮静中の体温低下や，特に小児でみられるうつ熱など，外気の影響による体温変化には注意します．

目標値

- 処置中から処置後問題となる，シバリングや感染のリスク，悪性高熱などは深部体温と相関しますので厳密には深部体温をモニターするべきです．

エラー対策

- 温度表示が異常低値になった場合は，センサーの脱落を考えます．
- 膀胱温の場合，尿量の流出程度による変動があります．

注意点

- 一般的に全身麻酔下で用いられる深部体温の測定箇所は食道，口腔，鼓膜，直腸，膀胱などです．しかし鎮静程度の状況では深部へのモニター留置は非現実的なため，腋窩や外耳内で測定することが多くなりますが，外気温の影響を受けやすく，また挿入する向きや深さによる影響もあるため，深部体温の評価としては信頼度が落ちます[10]．

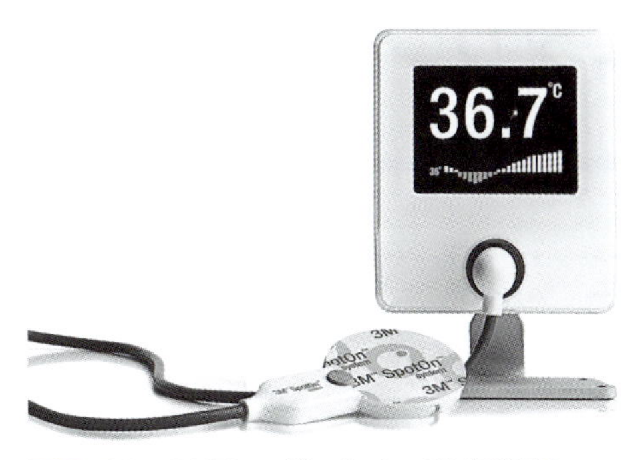

図 3-11　3M™ スポットオン™ 深温部モニタリングシステム

（提供：スリーエム ジャパン株式会社）

MEMO

最近では前額部で深部体温を測定できるモニターも登場し，より非侵襲的に深部体温を測定できるようになりました（図 3-11）

文献

1）Severinghaus JW, Naifeh KH：Accuracy of response of six pulse oximeters to profound hypoxia. Anesthesiology 67：551-558, 1987

2）Bebout DE, Mannheimer PD, Wun C-C：Site-dependent differences in the time to detect changes in saturation during low perfusion. Crit Care Med 29：A115, 2001

3）London MJ, Hollenberg M, Wong MG, et al：Intraoperative myocardial ischemia：localization by continuous 12-lead electrocardiography. Anesthesiology 69：232-241, 1998

4）WHO 安全な手術のためのガイドライン 2009．日本麻酔科学会

5）讃岐美智義：麻酔科研修チェックノート，改訂第 5 版．羊土社，2015

6）橋本悟，内野滋彦：特集ーモニター．Intensivist 3：301-306

7）Deitch K, Miner J, Chudnofsky CR, et al：Does end tidal CO2 monitoring during emergency department procedural sedation and analgesia with propofol decrease the incidence of hypoxic events? A randomized, controlled trial. Ann Emerg Med 55：258, 2010

8）Friedrich-Rust M, Welte M, Welte C, et al：Capnographic monitoring of propofol-based sedation during colonoscopy. Endoscopy 46：236-244, 2014

9）Avidan MS, Zhang L, Burnside BA et al：Anesthesia awareness and the bispectral index. N Engl J Med 358：1097-1108, 2008

10）O'Grady NP, Barie PS, Bartlett JG, et al：American College of Critical Care Medicine; Infectious Diseases Society of America. Guidelines for evaluation of new fever in critically ill adult patients：2008 update from the American College of Critical Care Medicine and the Infectious Diseases Society of America. Crit Care Med 36：1330-1349, 2008

3 モニタリングの Tips

最新のモニター

Radical 7®(図 3-12)

指に専用センサーを装着するだけで，連続的に SpO_2 はもちろん，血管内容量の指標となる脈波変動指数(PVI)やヘモグロビン濃度も測定できます．また頸部に音響トランスデューサー内蔵のセンサーを装着すると呼吸数も表示されます．

EV1000 クリアサイトシステム(図 3-13)

動脈にカテーテルを挿入せずに，指に専用カフを装着するだけで連続的に動脈圧を測定できます．動脈圧のみならず，血圧波形解析により心拍出量の算出ができます．ただし連続的に動脈圧をモニタリングする必要があり，呼吸循環の不安定な患者を鎮静する場合は，全身管理を麻酔科医に依頼する必要があります．

これらはいまのところ PSA では用いられていません．しかし，カプノグラフィも，最初は手術室で浸透し，その後 PSA でも使われるようになりました．現在欧米では，カプノグラフィの使用が PSA では必須になっています．同じように，上記のデバイスが PSA で使われる時代が来るかもしれません．

モニターの配置

前述した各種モニターはなるべく 1 つの視野で網羅できるような配置にしましょう．鎮静担当者が，頭の向きを変えなければ確認できないような配置にしてしまうと，その分見落としのリスクが高まります．どうしても配置を離さなければいけない場合は，バイタルサインを確認する際の，各種モニターを見る順番を決めておきます．そうすることによって，各モニター値の見落としを防ぐことが可能です(図 3-14)．モニターを確認するタイミングとしては，血圧計が 2.5～5 分おきに測定されるのに合わせて，一通り各値を確認するようにしましょう．

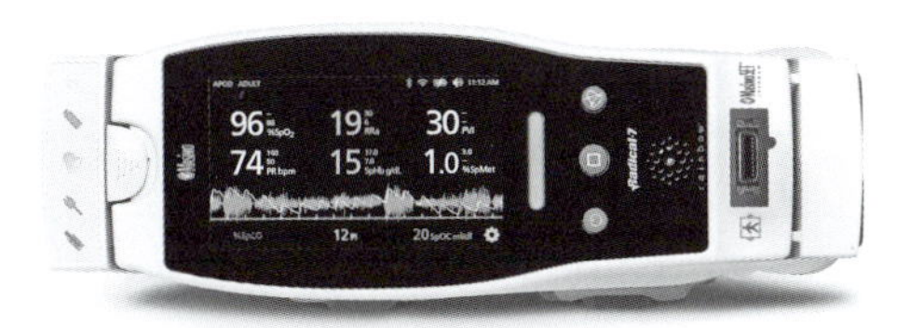

図 3-12　Radical 7®
〔提供：マシモジャパン(株)〕

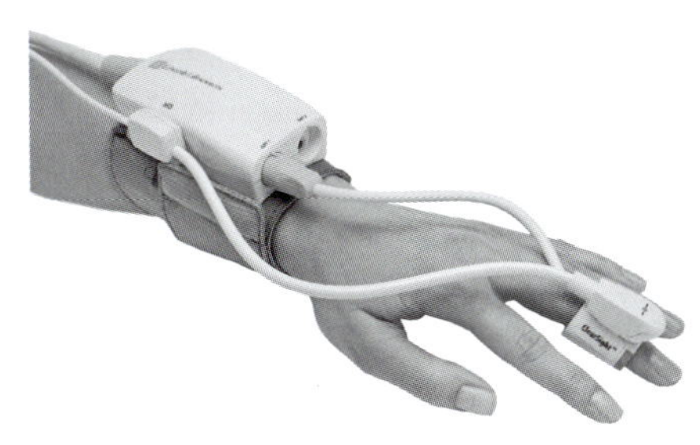
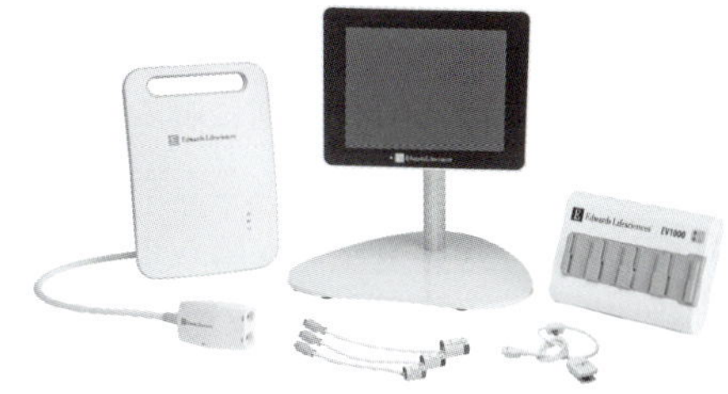

図 3-13　EV1000 クリアサイトシステム
〔提供：エドワーズライフサイエンス(株)〕

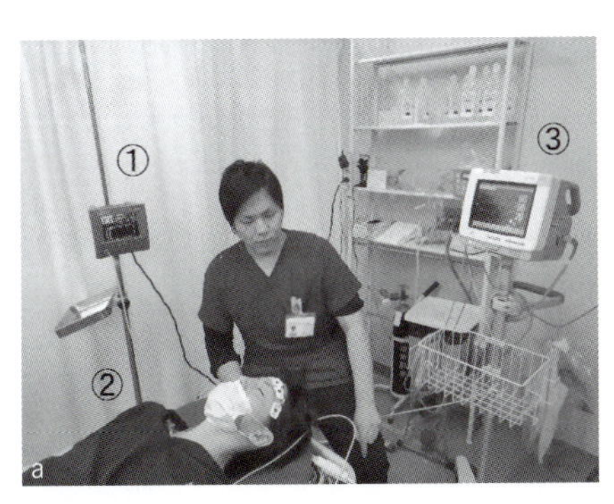

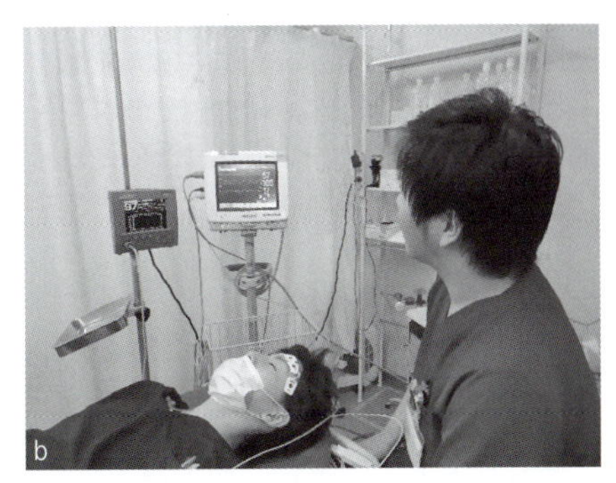

図 3-14
a：患者とモニター 2 つが 3 方向に分かれており，確認するたびに視線を移さなければならない．やむを得ない場合は，一定時間ごとに①BIS→②患者→③生体情報モニターと順番を決めておくと見落としがなくなる．
b：患者とモニター 2 つが同じ視線の先に配置してある．無駄な動作がなくなり見落としのリスクを減らすことができる．

アラームの設定

各モニターには異常値になった場合にアラームを鳴らし，認識させてくれる機能がついています．モニターを用いる場合には，鎮静を行う前に，すべてのバイタルサインの目標設定と，アラーム設定を医師が自分自身で確認しましょう．各バイタルサインの正常値は，患者によって異なります．20歳代の元気な成人の平均血圧60 mmHgと70歳代の高血圧を持つ高齢者の60 mmHgでは，臓器灌流の程度に差が出てしまいます．各患者の既往歴や現病歴などを認識したうえで，オーダーメイドな目標設定とアラーム設定を行います．ただし，閾値を下げすぎると，アラームが頻回に鳴るため，オオカミ少年状態になってしまい本来の異常事態への対応が遅れることがあります．一方で閾値を上げすぎると，重篤な状態になるまでアラームが鳴らず，これもまた対応が遅れることになります．適宜設定を確認しつつ，患者の状態に合わせて調整していきましょう．

EBM

石川[1)]によると，ICUにおけるアラームの観察研究を集めた結果，アラームの陽性的中率(アラームの原因が，実際に臨床的介入を要した確率)はせいぜい10%弱というものでした．つまり本当に何かしらの異常事態は10回鳴るうちの1回あるかないかという事実です．この20年間のどの時代の研究でも大差ないことを考えると，10回のアラームのうち9回は偽陽性ではありますが，それらを無視することなく，1つひとつその真偽を確認し，本当の異常事態にすぐに対応できるよう，認識しなければなりません．

最も重要なモニターはどれか

それはあなた自身の「眼」です．身体所見とモニターの値を，自分の眼で確認し，異常がないかを判断しなければなりません．信じられないような値が表示されていたとしても，身体所見や他の値なども含めて，それが真実かどうかを最終的には自分で判断する必要があります．モニターは認識した値を表示するだけで，常にそれが真の値とは限らないのです．

Q & A

Q 人手が少ないときはどうしたらよいでしょうか？

A 必ず専従の鎮静担当者が必要です．また，モニタリング専任のスタッフを配置するのが原則です．モニタリングは看護師が行ってもかまいません．しかし，現状では外回りの看護師と医師1人で処置と鎮静せざるを得ない状況もありえます．処置に専念することとなり，また看護師も常にモニターへの配慮をできるとは限りません．この状況で，ポイントは2つです．

1つ目は処置を行う医師の対面にモニターを配置すること．つまり処置しながらも最低限の動作でモニターに目を配ることができるよう，配置を工夫しましょう．もちろん複数のモニターを用いる場合は，それらをすべて同じ場所にまとめておきましょう．

2つ目は「音」です．前述した通り．モニターのパルス同期音をONにし，音のトーンをSpO_2に設定すること，またアラームを医師自身が適正な値に設定し，処置に専念していても，アラーム音ですぐに異常事態を察知することです．モニタリングという観点から考えると，処置もしつつ鎮静を調整する場合は，以上の2点は最低限配慮しつつ，安全な処置と鎮静を行いましょう．

文献

1）石川淳哉：特集 モニター．“crying wolf”アラームは敵か味方か？ Intensivist 3：181-188, 2011

薬剤の特徴と使い分け

1 PSA に使う薬剤：総論

Quote

If you do not know where you are going, every road will get you nowhere.
どこに向かっているのかわかっていなければ，どの道を行こうともどこにも辿りつけない．

米国の国際政治学者：Henry Alfred Kissinger

Point

- ☑ 中枢神経系での薬剤濃度が上昇することで薬効作用が発現する
- ☑ 薬剤投与から中枢神経系での薬剤濃度ピークまでの時間が最も重要である
- ☑ 薬剤の投与量は基本的に標準体重をもとに決定する
- ☑ 投与の際には分割，少量投与が安全である
- ☑ 追加投与時はピーク時間経過したあとに投与する

ここでは処置時の鎮静および鎮痛(PSA)に使う薬物動態の基本的な考え方，薬剤投与の原則を学びます．いずれも薬剤を実際に使用する際の重要な概念となりますのでしっかり確認しておいてください．

中枢神経系での濃度上昇が大事！

鎮静薬や鎮痛薬に，優劣はありません．しかし，PSA には向いている薬剤と，全く不向きな薬剤があります．例えば鎮静に際してプロポフォールの優れた点は多くあります．一方でチオペンタール(ラボナール®)などはあまり向いていませ

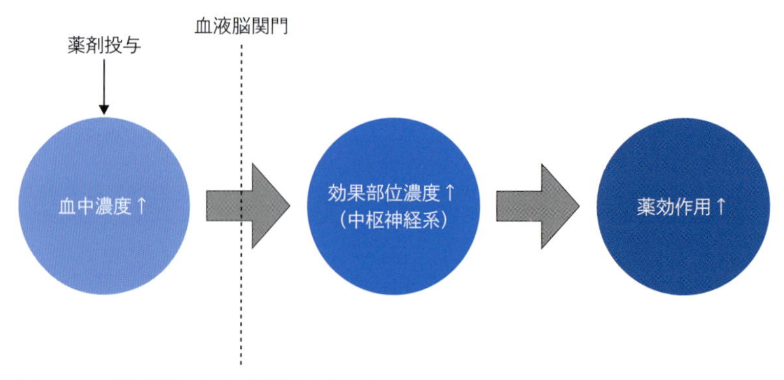

図 4-1　薬剤投与から薬効作用発現まで

ん．また薬剤ごとに効き始めるまでの時間や，効いている時間も異なります．それはどうしてでしょう？

それを理解するには，まず薬がどうやってその効果を発揮するかを理解しないといけません．

薬物の効果は投与後すぐに発現するわけではありません．投与直後に速やかに血中濃度が上昇したあと，さらに標的臓器の組織内での濃度が上昇して初めて効果が発現することになります（図 4-1）．

鎮静薬・鎮痛薬の場合は，標的臓器は中枢神経系であり，血中から中枢神経系へ薬剤が移行し，組織内での薬剤濃度の上昇することで鎮静・鎮痛などの効果が発現します．

血中から中枢神経系の間には血液脳関門があり，薬剤が自由に行き来できるわけではなく，分子量，脂溶性，血漿蛋白結合率など，さまざまな要因が関わり，薬剤ごとの効果発現までの時間や作用時間などの違いをもたらします．

薬剤が投与された際の血中濃度と効果部位濃度のピークにはタイムラグが生じます（図 4-2）．

PSA の際には遅れてくる効果部位濃度の上昇を意識しながら薬剤投与を調節する必要があります．

組織内のある濃度を超えたところで鎮静（または鎮痛）作用が発現（①）し，組織内での最大濃度を迎えたところで最大の効果を発揮（②）します．薬剤が代謝・排泄され前述の組織内濃度以下になったところで，効果が消失（③）します．

それぞれ①までの時間を作用発現時間，②までを最大効果時間，③までを作用

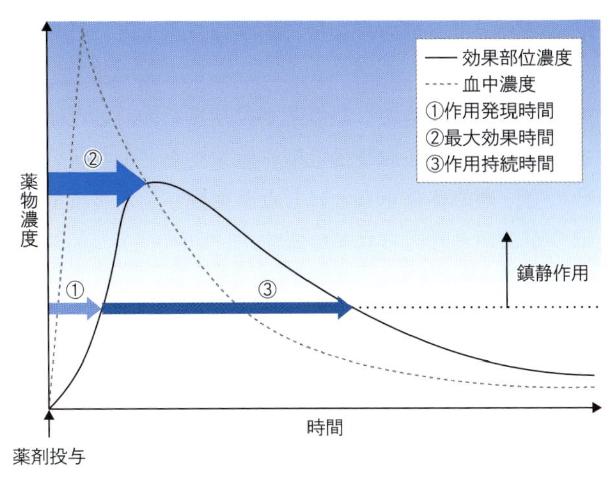

図 4-2　効果部位濃度と血中濃度の関係

持続時間といいます.

PSA を行う際には薬剤ごとに異なるこれらの時間, 特に投与後最大の効果を発揮する②最大効果時間を知っておくことが重要です.

過量投与を防ぐためには

処置時の鎮静で起こる合併症の多くは薬剤の過量投与によるものです.

そのため, 過量投与を防ぐために気をつける, 以下の 3 つの原則があります.

①基本的に投与量は標準体重をもとに調節する
②投与の際は少量・分割投与が安全
③追加投与は最大効果時間を待つ

①基本的に投与量は標準体重をもとに調節

薬剤の投与量は体重をもとに決定しますが, その際に使用する体重は基本的に標準体重をもとに計算します.

日本では極端な肥満患者に PSA を行う機会はあまり多くはないと考えられますが, 高度肥満患者で実体重をもとに薬剤投与量を決定すると過量投与となってしまいます．肥満患者では薬剤の投与量は標準体重をもとに投与量を決定してください．

一方，るい痩患者に対する適切な鎮静薬剤投与量を検討した研究は多くありません．一般にるい痩患者は循環血漿量低下や低栄養など全身状態が比較的不良であることが多いので，標準体重をもとにした薬剤投与量から減量し，少量ずつを分割投与したほうがよいと考えられています．

標準体重＝BMI 22＝身長(m)×身長(m)×22

なお，小児の薬物動態は年齢により複雑に変化します．極端な肥満・るい痩児以外では実体重をもとに薬剤投与量を決め，反応を見ながら調節するほうが実務的でしょう．また薬剤投与の絶対量は少なくなりますが，体重あたりの投与量は成人よりも多く必要とする場合が多いです．

②投与の際は少量・分割投与が安全

投与量を決定したあとも少量の分割投与が安全です．薬剤の感受性や反応は個人差があり，推奨される投与量が必ずしも絶対安全とは限りません．

投与後の反応をみながら，血圧低下，舌根沈下，呼吸抑制などの有害事象の発生がないことをそのつど確認しつつ投与してください．過量投与を避けることが合併症の発生を防ぐうえで最も重要です．

③追加投与は最大効果時間を待つ

PSAの現場では，期待する鎮静・鎮痛の効果が足りずに追加投与を検討する場面もあります．その際，必ず前回投与後から最大効果時間を経過していることを確認して，追加投与を行ってください．最大効果時間は多くの場合数分程度ですが，実臨床上ではその数分がかなり長く感じられ，待つことがとても難しく感じるはずです．そのため最大効果時間を待たずに追加投与をしてしまいがちで，結果予想以上の薬効作用のために，気道トラブルなどの合併症を引き起こすことになります．

特に③の「待つ」ということが臨床の現場では意外に困難ですが，合併症を避けるためには最も重要な原則です．

表 4-1　薬剤胎児危険度分類基準(FDA Pregnancy Category)

Category	Interpretation	説明
A	controlled studies show no risk ヒト対照試験で危険性がみいだされない	適切でよくデザインされた妊婦に対する対照試験で，周産期のいずれのタイミングでもリスクを示さなかったもの
B	no evidence of risk in humans 人での危険性の証拠はない	動物実験では有害作用を示したが，適切で，よくデザインされた妊産婦に対する対照試験で胎児へのリスクを示さなかったもの．もしくは動物実験で有害作用を示さず，ヒトでの適切な研究がなされていないもの．胎児への有害事象のリスクは低いが，その可能性は否定できない
C	risk cannot be ruled out 危険性を否定することができない	ヒトでの対照試験は行われておらず，動物実験で有害事象を示したか，対照試験も行われていないもの．妊産婦に対する有害事象の可能性は否定出来ない．一方で潜在的な有益性が，潜在的なリスクを上回る可能性もある
D	positive evidence of risk 危険性を示す確かな証拠がある	ヒトでの対照研究で明らかなに胎児に有害であることが明らな証拠がある．しかしながら危険であっても，薬剤の使用による利益が容認されることもありうる．例えば重篤な疾患や生命の危機的な状況において，他の薬剤の選択肢がない，もしくは無効である場合などには許容されるだろう
X	contraindicated in pregnancy 妊娠中は禁忌	動物またはヒトの研究で，胎児異常や危険性が証明されており，他のいかなる利益よりも明らかに危険性のほうが大きいもの

胎児にも薬は届きます

妊産婦へ薬剤を使用する際には胎児に対する影響を必ず考慮する必要があります．

妊産婦に対する薬剤の安全性に関して，日本の薬剤添付文書には「妊婦，産婦，授乳婦への投与」の項が設けられ，注意事項やその理由が記載されています．

またアメリカ食品医薬品局(FDA)が薬剤胎児危険度分類基準(FDA Pregnancy Category)(表 4-1)を公表しており参考になります．残念ながら多くの鎮静・鎮痛薬はCategory C または D に属し，リスクとベネフィットを天秤にかけたうえで使用を判断せざるを得ません．

2 鎮静薬

Quote

Step by step. I can't see any other way of accomplishing anything.
一歩ずつ．何かを成し遂げるにそれ以外の方法はない．

米国のプロバスケットボール選手：Michael Jeffrey Jordan

Point

- ミダゾラムはゆっくり効いてゆっくり目覚める
- プロポフォールは速やかな入眠と覚醒
- デクスメデトミジンはやや使いにくいが今後に期待
- バルビツレート系薬剤は PSA に向いていない

ゆっくり効いてゆっくり目覚めるミダゾラム

ミダゾラム（ドルミカム®）は日本で広く使われるベンゾジアゼピン系鎮静薬で，後述のプロポフォールと比して緩徐な入眠，緩やかな血圧低下，健忘作用などを特徴としています．

経粘膜投与も可能で，静注ラインのない小児の鎮静などでも有用です．注意点として鎮痛作用はないので，疼痛を伴う処置を行う際には鎮痛薬，局所麻酔薬の併用が必要になります．

●ミダゾラムの使用法

用法・用量		
	静注	経粘膜投与（鼻腔・口腔・直腸）
用量	成人：1〜2 mg（0.02〜0.04 mg/kg） 2〜3 分ごと 小児：0.05〜0.1 mg/kg　2〜3 分ごと	0.25 mg/kg〜 （総量 10 mg まで）
作用発現時間	1〜2 分	15 分後以降
最大効果時間	2〜3 分後	30 分後以降
作用持続時間	30 分間	60 分間

＊他の鎮静薬との併用，高齢者，腎機能障害をもつ患者では上記の投与量を半量にします．

使用禁忌/注意

アルコール依存

妊産婦への投与

FDA category D（positive evidence of risk）

● 利点

- 調節性に優れ，後述のプロポフォールに比して血圧低下が緩徐です．また健忘作用にも優れており，処置に対する恐怖心，不快感が強い場合に有効です．
- 場合によっては患者は処置のことを覚えていないので，付き添いの家族にも説明をしておく必要があります
- 経粘膜投与が可能であり，若干時間はかかりますが，緊急性の低い処置の際は有用です．
- 小児に経口投与する際は味が苦いので，ブドウ糖やシロップなどに混ぜると内服しやすいでしょう．

● 欠点

- 舌根沈下に伴う呼吸抑制，また中枢性呼吸抑制をきたすことがありますが，気道確保，バックバルブマスク（BVM）などでの補助換気などの介入で対応可能であることがほとんどです．
- 高齢者，低心機能患者，循環血漿量減少患者で血圧低下をきたすことがあります．比較的血圧低下は軽度にとどまることが多いですが，使用の際には慎重な観察・モニタリングを要します．
- 鎮静をかけることで脱抑制と呼ばれる不穏状態に陥ることがあります．多くは追加投与で改善しますが，薬剤を追加するタイミングは最大効果時間を待っ

て，それでも不十分であれば追加投与を検討してください．

• 追加投与でも症状が改善しない場合には他の鎮静薬に変更を検討したほうがよいでしょう．

素早い入眠と覚醒が特徴のプロポフォール

プロポフォール（ディプリバン®）は非常に速やかな意識消失と，持続投与・反復投与後でも比較的速やかな覚醒を得られることを特徴とする白色の鎮静薬です． 手術時の麻酔導入・維持，集中治療での人工呼吸中の鎮静などに広く使用されています．

●プロポフォールの使用法

用法・用量

	ボーラス投与	持続投与
用量	初回量：0.5〜1.5 mg/kg 追加量：0.2〜0.5 mg/kg　30 秒ごと	1.0〜5.0 mg/kg/時 適宜少量の追加投与 (0.2 mg〜0.5 mg/kg)
作用発現時間	10〜20 秒後	
最大効果時間	30〜60 秒後	
作用持続時間	5 分間	

使用禁忌/注意

卵/大豆アレルギー，循環血漿量不足，呼吸予備能低下/BVM 対象者

妊産婦への投与

FDA category B (no evidence of risk in human)
＊ただし日本の添付文書上での記載は妊産婦には投与禁忌！

● 利点

• とても速やかな鎮静効果の on/off，また持続投与，追加投与を反復しても覚醒が遷延しづらく調節性に優れます．

• 鎮静時に時折問題になる嘔気・嘔吐に対して制吐作用をもちます．

● 欠点

• 循環抑制が最も問題になる欠点です．すなわち血圧低下が比較的大きくみられます．心機能が特に悪い，脱水など循環血漿量が少ないなどの状況での使用は

避けたほうがよいでしょう.

- 鎮痛作用はありませんので，疼痛を伴う処置を行う際には鎮痛薬の併用，もしくは局所麻酔薬の併用などが必要になります.
- 静注時血管痛が問題になることもあります．血管痛のための体動で四肢をベットやストレッチャーに激しくぶつけたり，患者が転落するなどの事故が起きたりしないように注意が必要です.
- 血管痛の対処に関しては様々な研究があり，投与1分前にリドカイン10〜40 mgの静注や直前まで冷却(4℃)しておくなどでいくらか軽減することが可能です.
- 速やかな意識レベル低下に伴い，舌根沈下による上気道閉塞をきたすこともよく経験します．多くは下顎挙上などの気道確保の介入で対処可能です．一方，呼吸運動自体が抑制される中枢性呼吸抑制も稀にみられます．その場合はBVMなどので呼吸補助が必要になります.

小児へのプロポフォール投与

近年小児へのプロポフォールの使用が社会的に注目された事例がありました.

米国FDAでは使用に関して3歳以上での承認となっています．日本のプロポフォールの添付文書上での小児に関する記載は以下の通りです.

禁忌
集中治療における人工呼吸中の鎮静(「小児等への投与」の項参照)
使用上の注意
7. 小児等への投与
低出生体重児，新生児，乳児，幼児，又は小児に対する安全性は確立していない(使用経験がない).
集中治療における人工呼吸中の鎮静においては，小児等には投与しないこと．[因果関係は不明であるが，外国において集中治療中の鎮静に使用し，小児等で死亡例が報告されている.]
〔アストラゼネカ社：1% ディプリバン® 注　添付文書. 2015年1月改訂(第18版)〕

また日本麻酔科医学会のガイドラインでは以下の通りです.

X. 小児麻酔薬
プロポフォール
適応　①小児の全身麻酔の導入及び維持
禁忌　②小児への長期大量投与
(日本麻酔科学会：麻酔薬及び麻酔関連薬使用ガイドライン，第3版. pp 427-428)

すなわちプロポフォールの使用そのものが小児において直ちに禁忌というわけではありません．あくまで人工呼吸器管理のような中長期にわたる使用において禁忌とされています．

本項のテーマであるような比較的短時間の処置時の鎮静においては比較的安全に使用可能で，実際臨床の現場でも広く使われています．

ただし，プロポフォールの使用に非常に強い不安を訴えるご両親もいらっしゃいます．慎重で丁寧な説明をすることでご納得いただけることがほとんどですが，必ず投与前に説明しておくことが肝要です．

また，プロポフォールには多くのメリットがありますが，ご両親の同意が得られなければ，その使用に固執することなく，他薬剤の使用に切り替えたほうがよいでしょう．

Q&A

Q プロポフォールとミダゾラムの使い分けは？

A プロポフォールとミダゾラムはともに現在広く使われている鎮静薬の代表です．それぞれの使い分けには禁忌の場合を除き，絶対的な基準はありません．

どちらを使用しても，投与量の調節により必要とする鎮静を得られ処置を完遂できますが，処置中の経過，処置後の覚醒の具合には違いが生じます．

そのため，両薬剤の使い分けは術前の全身状態，許容できる循環動態の変動，望まれる覚醒の具合，処置後の帰宅方法などを考慮して決定します．

これまでに紹介したようにそれぞれの薬理動態には表 4-2 のような違いがあります．

プロポフォールのほうが，鎮静の導入・覚醒のいずれも速くなりますが，循環動態への影響が大きくなる傾向があり，一方ミダゾラムは循環動態への影響は小さくすみますが，鎮静の導入・覚醒は遅くなります．

ある程度時間を要する処置の場合はプロポフォールは頻回の追加投与，または持続投与を要しますが，ミダゾラムであれば，比較的長い持続時間のため，追加投与などの介入が少なくすみます．

救急外来での PSA に際して，プロポフォール使用群とミダゾラム使用群を比較した研究[1)]があります．どちらも安全に PSA を完遂でき，合併症の頻度は変

表 4-2　ミダゾラムとプロポフォールの比較

	ミダゾラム	プロポフォール
作用発現時間	1〜2 分後	10〜20 秒後
最大効果時間	2〜3 分後	30 秒後
作用発現時間	30 分	5 分
血圧低下	中等度	大きい
その他	健忘作用 経粘膜投与	血管痛 卵・大豆アレルギー

わらず，救急外来の滞在時間はプロポフォール群で有意に短かったと報告されています．

全身状態が比較的良好な若者の鎮静で，かつ処置後には自力で帰宅するような場合，例えば上部消化管内視鏡の際の鎮静などの際にはプロポフォールのほうが望ましいですが，入院している場合はミダゾラムでも構わないかもしれません．

また，全身状態が悪く，循環動態変動をきたす可能性の高い場合，例えば敗血症性ショックの患者に経皮経肝ドレナージを施行する際の鎮静にはミダゾラムを慎重に用いるほうがよい結果が得られるでしょう．

なお，どちらの薬剤も鎮痛作用をもたないので，疼痛を伴う処置を行う際には鎮痛薬の併用，または局所麻酔薬の併用などが必要です．

プレセデックス® は今後に期待

デクスメデトミジン(プレセデックス®)は現時点(2016 年 8 月)で唯一，添付文書上で「処置時の鎮静」を記載している薬剤です(ミダゾラムにも「口腔外科領域での処置時の鎮静」の記載はあります)．

持続投与中(鎮静下)でも必要に応じて刺激を与えることにより，患者は容易に覚醒し，見当識を保持することが可能です．また呼吸数及び経皮的動脈血酸素飽和度(SpO_2)への影響が少ないため，人工呼吸管理以外でも投与可能とされており，軽度の鎮痛作用も有します．

そのため常に気道のトラブルに気を使う PSA の際には大変期待される薬剤でもありますが，実臨床上では添付文書通りの使用では少し使い勝手が悪い印象です．

●プレセデックス®の使用法

用法・用量	
導入時	6 μg/kg/時(10 分間)
維持量	0.2〜0.7 μg/kg/時

- シリンジポンプでの持続投与が必要です.
- 導入に時間がかかり，緊急時の処置には適しません.
- 呼吸抑制(舌根沈下)をきたし，気道確保などの積極的な介入を必要とすることも多々あります．導入時の 7〜8 分の時点で舌根沈下をきたすことが多く，使用時には慎重な観察・モニタリングを必要とします.
- 鎮痛作用はあくまでも軽度にとどまり，疼痛を伴う処置をデクスメデトミジン単剤で行うのは困難です.

デクスメデトミジンを用いて PSA を施行した報告[2)]は多々ありますが，依然決定的な方法論は確立していません．近年はケタミンとの併用で良好な PSA を行いえたという報告が増え，今後さらなる研究の報告が待たれます.

バルビツレート系薬剤

日本においてはバルビツレート系薬剤(イソゾール®，ラボナール®)も処置時の鎮静に現在でも広く使われています.

プロポフォールにも劣らない速やかな鎮静導入と覚醒を特徴としていますが，後述するいくつかの欠点のため PSA の使用には推奨されません.

●バルビツレート系薬剤の使用法

用法・用量	静注	注腸
用量	3〜4 mg/kg(他の鎮静薬との併用や，高齢者の場合は減量)	特に小児で 20〜40 mg/kg
作用発現時間	10〜30 秒	8〜10 分
最大効果時間	30 秒以内	15〜30 分(不安定)
作用持続時間	約 20 分間	約 1 時間

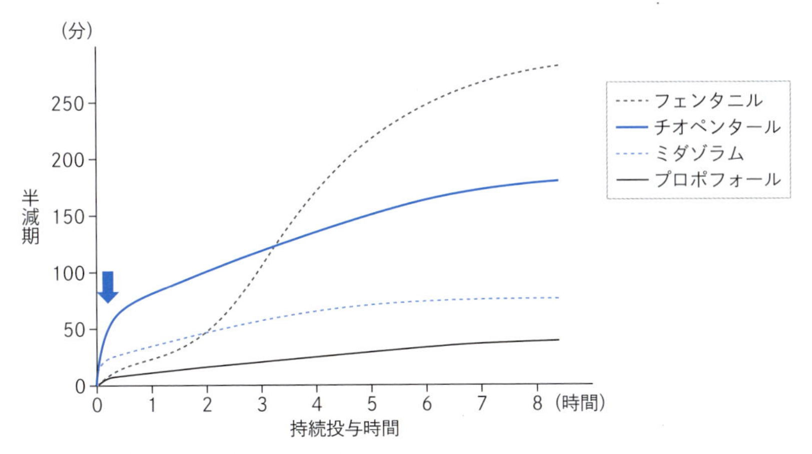

図 4-3 持続投与と半減期の関係
チオペンタールは持続投与(もしくは反復投与)初期で著明な半減期の延長を特徴とする(⬇).
(Hughes MA, Glass Ps, Jacobs JR : Context-sensitive half-time in multi compartment pharmacokinetic models for intravenous anesthetic drugs. Anesthesiology 76 : 334-341, 1992)

利点

- 速やかな入眠と覚醒が得られます.
- 小児での使用経験も多く報告されており, その安全性が確認されています. これまで広く使われてきたため, その使用に慣れている医師も多くいます. 薬剤の使用に慣れていることそのものが薬剤選択の有力な理由になりえます.

欠点

- 他の鎮静薬と同様に呼吸抑制, 循環抑制(ミダゾラム<チオペンタール≦プロポフォール)をきたしますので慎重な経過観察・モニタリングを必要とします. 溶液が強アルカリ(pH11)であるため, 血管外漏出で皮下組織の炎症・壊死をきたしえます. 投与前には確実に血管内に静脈ラインが留置されていることを確認してください. また他剤との反応により沈殿形成や, 末梢静脈路の閉塞をきたすことも多く, いざというときの末梢静脈路の確実性に不安が残ります.
- 副交感神経刺激・交感神経抑制作用をもつため, 喉頭痙攣, 気管支喘息発作, 吃逆(しゃっくり)を引き起こす可能性があります. 喘息の既往がある場合には禁忌となります.
- 疼痛閾値の低下作用があり, 疼痛刺激をより痛く感じるため, 体動・バイタル変動が大きく出がちです.

- 処置時鎮静において推奨されない最大の理由が，追加投与により著明な覚醒遅延を起こしがちであるという点です．
- 図 4-3 は持続投与時の半減期の推移を示したグラフです[3]．どの薬剤も半減期は一定ではなく，持続投与により徐々に半減期の延長を認めますが，特にバルビツレート薬剤であるチオペンタールは初期の段階での著明な半減期の延長を特徴とします．
- PSA では少量の複数回投与で，患者の反応を見ながら鎮静の程度を微調整することを推奨していますが，その持続投与，頻回の追加投与により容易に半減期が延長することにより覚醒の遅延をきたします．そのためその他の薬剤に比し調節性に劣るため，PSA での使用を推奨していません．

文献

1）Havel CJ JR, Strait RT, Hennes H, et al：A clinical trial of propofol vs midazolam for procedural sedation in a pediatric emergency department. Acad Emerg Med 6：989-997, 1999

2）Berkenbosch JW, Wankum PC, Tobias JD：Prospective evaluation of dexmedetomidine for noninvasive procedural sedation in children. Pediatr Crit Care Med 6：435-439, 2005

3）Hughes MA, Glass Ps, Jacobs JR：Context-sensitive half-time in multi compartment pharmacokinetic models for intravenous anesthetic drugs. Anesthesiology 76：334-341, 1992

3 鎮痛薬

Point

- ☑ フェンタニルを使いこなすことが効果的なPSAの第一歩
- ☑ 麻薬拮抗性鎮痛薬はPSAに向いていない

強力な鎮痛薬フェンタニルを使いこなす！

フェンタニルは非常に強力な鎮痛作用を持つ合成オピオイドです．また特に小児では稀に鎮静作用を発揮することもあります．

ペンタゾシンなどの麻薬拮抗性鎮痛薬と異なり，鎮痛効果の限界である天井効果をもたず，追加投与を行うことで強い鎮痛を必要とする処置の際にも効果的な鎮痛作用を得ることができます．一方で呼吸抑制作用も強く，フェンタニルを上手に使いこなすことが，効果的なPSAを行っていくうえで鍵となります．

●フェンタニルの使用法

用法・用量	
用量	成人：50〜100 μgのちに25〜50 μg追加 小児：1〜2 μg/kgのちに1 μg/kg追加
作用発現時間	30秒
最大効果時間	2〜4分後
作用持続時間	20分間
使用禁忌/注意	
アレルギー（添付文書上は痙攣の既往，喘息患者）	
妊産婦への投与	
FDA category C (risk cannot be ruled out)	

● 利点

- 非常に強力な鎮痛作用を有し，追加投与を行うことで強い疼痛を伴う処置にも対応可能です．

- 使用量が多くなければ，比較的短時間で効果部位濃度が低下するため，過量投与に伴う呼吸抑制などの合併症をきたした際にも短時間で自発呼吸が回復することが多いです．
- 小児であればフェンタニル単剤で鎮静作用を発揮することもあります．その際にはその他の鎮静薬を使用しなくても処置が可能である場合も多いでしょう．

● **欠点**

- 呼吸抑制が最大の欠点です．フェンタニルの呼吸抑制では呼吸数の著明な減少と1回換気量の増加を認めます．多くは他剤併用の相互作用の結果ですので，鎮静薬と併用する際には注意が必要です．
- 乳幼児で頻発する鉛管現象にも注意が必要です．多量に急速静注した際に胸郭のコンプライアンスが極端に悪くなり，BVMでも換気が困難となります．
- 麻薬指定薬剤であるため，麻薬処方箋が必要で，残薬や破損・紛失などの取り扱いが煩雑で注意が必要です．

麻薬ではない鎮痛薬

鎮痛薬としてペンタゾシン（ペンタジン®）やブプレノルフィン（レペタン®）などの麻薬拮抗性鎮痛薬が挙げられます．鎮痛作用もさることながら，麻薬処方箋の発行がいらず，取り扱いが簡便であるため，特に日本で広く使用されています．一方で実務上の麻薬の取り扱いが大きく異なる海外では，あえて使用するメリットが小さくほとんど使用されていません．

特に天井効果といわれる鎮痛作用の限界のため，PSAの使用には向いていません．

●ペンタゾシンの使用法

用法・用量	
用量	成人：15～30 mgを静注または筋注 （他の薬剤との併用や高齢者の場合は減量）
作用発現時間	2～3分
最大効果時間	15～30分後
作用持続時間	3～4時間

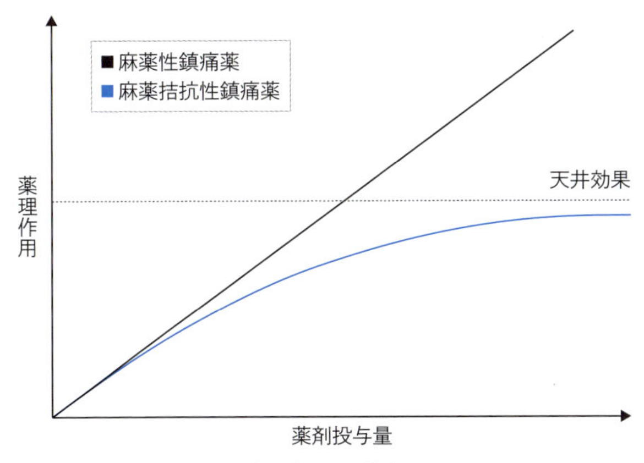

図 4-4　麻薬拮抗性鎮痛薬と天井効果

利点

- 麻薬処方箋の発行が不要で，かつ中等度の鎮痛が期待できます．

欠点

- PSA に際して最も問題となるのは，天井効果と呼ばれる鎮痛作用の限界です（図 4-4）．
- フェンタニルなどの麻薬性鎮痛薬は用量依存性に鎮痛効果が増しますが，麻薬拮抗性鎮痛薬はある一定の効果までしか鎮痛作用をもちません．処置に対してどの程度の痛みを感じるのかは個人差が大きく，天井効果の範囲内に必ずしも収まるとは限りません．鎮痛不十分で麻薬拮抗性鎮痛薬を追加しても，鎮痛効果が得られないことがあります．その時点で麻薬性鎮痛薬に切り替えても麻薬拮抗作用のため，やはり効果は安定しません．
- 確実な疼痛管理が困難であるため，特に激しい疼痛を伴う処置，または比較的時間のかかる処置に際しての麻薬拮抗性鎮痛薬の使用は推奨されません．
- また呼吸抑制，悪心・嘔吐の副作用がありますが，薬剤の持続時間が長く，いったん症状が出た際に改善するまでの時間がかかることも使いづらい要因の1つとなります．
- 熱傷の処置など，複数回に処置が渡る際には薬剤依存性にも注意が必要です．

4 ケタミン

Point

- ☑ ケタミンは鎮静・鎮痛ともに非常に優秀
- ☑ ケトフォール(ケタミン+プロポフォール)が注目されている

古くて新しい薬・ケタミン

ケタミン(ケタラール®)は，他の麻酔薬と比べ単独で強力な鎮静，鎮痛，健忘作用をもちます．脳の表層部分の大脳皮質機能を抑制し，深層部分にある辺縁系機能を賦活化するため，解離性麻酔薬と呼ばれ，一般の鎮静薬の分類にはそぐわないとされています．

薬効作用が発現しているときは，必ずしも閉眼しているわけではなく，時折発語や体動を認めることもあります．かなり特殊な鎮静の状況なので，米国のPSAのコースでは“明かりはついているけど，誰もいない家”と表現されていて，ケタミンを使用した経験のあるものからすれば，なかなか的を射た表現です．

製剤に静注用製剤(10 mg/mL)と筋注用製剤(50 mg/mL)があり濃度が異なるため，注意が必要です(図 4-5)．

●ケタミンの使用法

用法・用量

	静注(60 秒以上かけて)	筋注
用量	初期投与量：1.5 mg/kg 追加投与：0.5〜1.0 mg/kg　2 分ごと	初期投与量：4〜6 mg/kg 追加投与：半量〜同量
作用発現時間	30 秒〜	5 分
最大効果時間	1 分後	—
作用持続時間	解離性反応：5〜10 分 経眠傾向：1〜2 時間	解離性反応：20〜30 分 経眠傾向：1〜2 時間

使用禁忌/注意

脳圧亢進，心疾患/高血圧，上気道炎，中枢神経疾患，精神疾患/不安障害，喉頭刺激のある処置，年齢<3〜6 か月，ポルフィリア，甲状腺疾患

ケタラール® 静注用(10 mg/mL)
50 mg/5 mL
200 mg/20 mL

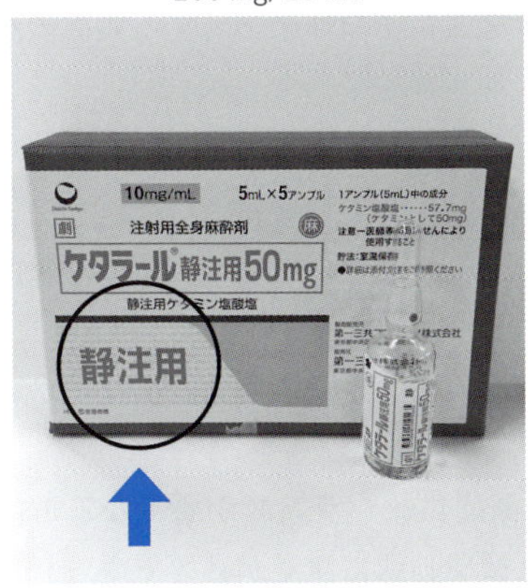

ケタラール® 筋注用(50 mg/mL)
500 mg/10 mL

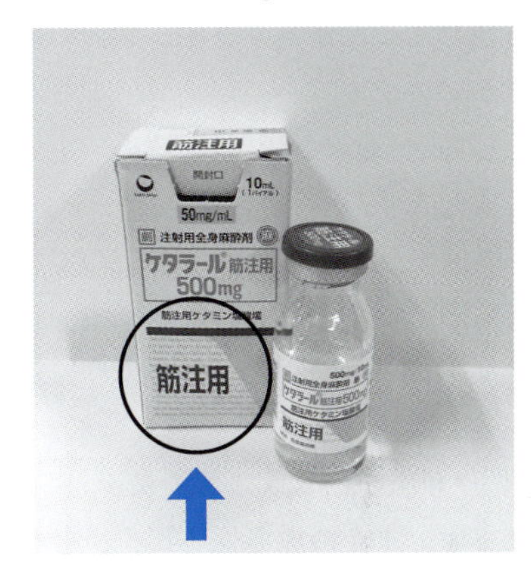

図 4-5　ケタミンの製剤濃度に注意！

硫酸アトロピン

唾液の分泌が多くなるため，過流延・嘔吐・気道閉塞の予防目的に 0.01 mg/kg を初回投与と同時に投与することがあります．

ミダゾラム

急性反応を予防するわずかなエビデンスあります．また嘔吐を減少させる可能性があり，同一シリンジ内に入れて筋注可能です．

● 利点

- 呼吸と反射の温存が最も強調するべき利点でしょう．多くの鎮静薬と異なり，呼吸抑制をきたしにくい薬剤です．また血圧・脈拍もむしろ軽度上昇することも多く，全身状態が不良な状況でも使いやすく，実際ショック時の鎮静導入では第 1 選択と考えられています．
- 新しい薬剤ではなく，広く使われ臨床研究も多くあります．使い慣れているということ自体が多くのアドバンテージと考えられます．単剤で鎮静作用と鎮痛作用を発揮し，薬剤効果は用量依存性の反応を示すため，調整が容易です．
- 静注，筋注ともに可能であり，きわめて安全な薬剤と考えられます．

欠点

- 完全な無動が得られるわけではなく，疼痛刺激の有無にかかわらず自発的な体動を認めることがあります．顔面の縫合など精密な作業を要する処置の際には注意が必要です．
- 嘔吐(5%)・過流涎(2%)を認め，上気道のトラブルをきたさないよう慎重な観察を要します．
- 救急外来で使用する場面も多いのですが，脳圧亢進作用があるため，頭部外傷のある際には禁忌とされています．
- 急性反応(不穏，興奮など)のように精神的興奮をきたす場合があり，かつ予測は困難です．
- 高血圧/頻脈を引き起こすため，心筋の酸素供給バランスが悪くなる可能性があります．重度の虚血性心疾患患者では循環動態に注意が必要です．
- 頻度は低いのですが，喉頭痙攣＜0.5%，呼吸抑制＜0.5% の報告があります．上気道炎など気道過敏性が亢進しているときは，頻度が増えるとされ，風邪をひいているときには避けたほうがよいでしょう．

MEMO

ケタミンはなぜ使用されないのか？

以前は日本でも特に小児領域を中心に広く使われていましたが，現在は使用頻度が低下しています．

これはケタミンが麻薬指定され，使用に際しての手間や扱いが煩雑化したためではないかと考えられます．ケタミンそのものは非常に優れた薬剤ですので，是非それぞれの現場で使用しやすい環境を整えていただければと思います．

ケタミンとインフォームド・コンセント

ケタミンは使用に際して特にインフォームド・コンセントが重要な薬剤です．

小児においては，処置に際して両親が同席していると，見た目に完全に就眠・無動が得られるわけではないため，かなりの動揺を与える場合があります．必ず事前に薬効・副作用に関しては説明しておきましょう．

また成人では悪夢・性的な夢を見る可能性があり，特に若年女性の処置に際しては必ず女性看護師の同席を依頼し，余計なトラブルを招かないような注意が必要です．

表 4-3　ケタミンとプロポフォール

ケタミン	プロポフォール
不穏/体動	速やかに入眠
優れた鎮痛作用	鎮痛作用なし
催吐作用	制吐作用
血管収縮	血管拡張
高血圧	低血圧
気道温存	気道反射抑制
換気刺激	呼吸抑制

Cheong らは PSA でケタミンを投与し，就眠する際にポジティブな声掛け(「いい夢をみるらしいですよ」「きっと心地いいですよ」など)をすることで，実際に患者満足度の向上や，悪夢，不快感の減少を報告[1]しています．彼らは，とくにコストも掛からず合併症も考えにくいことから，ケタミン使用の際にはポジティブな声掛けを推奨しています．

ケタミン＋プロポフォール＝ケトフォール

近年，中等度～高度の鎮静を要する場面でケトフォール(ケタミン＋プロポフォール)が注目されています．

プロポフォールとケタミンには表 4-3 のようにお互いに打ち消し合う作用をもちます．

多くの論文では 1 つのシリンジにプロポフォールとケタラール® を混合して使用していますが，ケタラール®(麻薬処方)の取り扱いが特殊な日本では 2 本のシリンジに分けて使用するほうが業務上都合がよいでしょう．

PSA にこの 2 剤を併用すると良好な鎮静/鎮痛を得ることができます[2-4]．

●ケトフォールの使用法

適応	
中等度～高度鎮静，疼痛を伴う処置，成人および小児	
用法・用量	
鎮静導入	ケタミン：0.5 mg/kg ボーラスのち プロポフォール：0.5 mg/kg ボーラス
さらに鎮静が必要な場合	ケタミン 0.1～0.25 mg/kg 1分ごと追加
さらに鎮静が必要な場合	プロポフォール 0.1～0.25 mg/kg 1分ごと追加
使用禁忌/注意	
プロポフォール，およびケタミンの禁忌患者に準ずる	

ケタミンを先行して投与するのが安定した鎮静状態を得るコツです．

カナダ University of Western Ontario の Yan らは，救急部での PSA でケトフォールとプロポフォールを比較した無作為化試験のメタ解析から，両者での呼吸関連有害事象その他のアウトカムを比較しています(6 件：n＝932)[5]．

その結果，ケトフォールはプロポフォールよりも呼吸関連有害事象が少なく，(29.0% vs. 35.4%)一方で，全有害事象については有意差を認めませんでした(38.8% vs. 42.5%)．

文献

1) Cheong SH, Lee KM, Lim SH, et al：Brief report：the effect of suggestion on unpleasant dreams induced by ketamine administration. Anesth Analg 112：1082-1085, 2011
2) Arora S：Combining ketamine and propofol (“Ketofol”) for emergency department procedural sedation and analgesia：a review. West J Emerg Med 9：20-23, 2008
3) Andolfatto G, Abu-Laban RB, Zed PJ, et al：Ketamine-propofol combination (ketofol) versus propofol alone for emergency department procedural sedation and analgesia：a randomized double-blind trial. Ann of emerg Med 59：504-512, 2012
4) Willman EV, Andolfatto G：A prospective evaluation of “ketofol” (ketamine/propofol combination) for procedural sedation and analgesia in the emergency department. Ann Emerg Med 49：23-30, 2007
5) Yan JW, Mc Leod SL, Iansavitchene A：Ketamin-Propofol versus Propofol Alone for Procedural Sedation in the Emergency Department：A Systematic Review and Meta-analysis. Acad Emerg Med 22：1003-1013, 2015

5 拮抗薬・補助薬・薬物以外

Point

- ☑ 拮抗薬で薬剤投与がなかったことに……はならない
- ☑ その他の補助的手段も PSA の一助となる
- ☑ 添付文書の確認は必須

拮抗薬の作用は一時的

効果は限定的ですが，特定の鎮静・鎮痛薬の薬効作用を拮抗する薬剤もあります．

①フルマゼニル(アネキセート®)：ベンゾジアゼピン系薬剤拮抗薬
②ナロキソン：麻薬拮抗薬

主に鎮静薬・鎮痛薬の過量投与に伴う合併症対応の際に使用を検討することになりますが，どの場合でも拮抗薬の使用が第1選択になることはありません．PSA を行う際に念のため手元においておく必要はありますが，それぞれの合併症に対して，他の対応策で追いつかないときに使用を検討してください．

特に呼吸抑制に対しては，拮抗薬投与よりも気道確保や換気補助が優先されます．

またいずれの拮抗薬も作用時間が短いために，拮抗作用は限定的で，時間を開けての再鎮静・再呼吸抑制には十分注意が必要です．

フルマゼニル

ミダゾラムに代表されるベンゾジアゼピン拮抗薬の鎮静作用を一時的に拮抗することができます．

●フルマゼニルの使用法

用法・用量	
用量	成人 0.2 mg 小児 0.01 mg/kg
導入	15 秒以上かけて 1 分ごとに 5 回までに追加可能
使用禁忌/注意	
慢性的なベンゾジアゼピン使用	
妊産婦への投与	
FDA category C (risk cannot be ruled out)	

利点としてはベンゾジアゼピン系薬剤で鎮静された意識状態を改善することができます．ただし，ベンゾジアゼピン系薬剤よりも作用時間が短いため，意識がいったん改善したあとに再度ベンゾジアゼピン系薬剤の効果が現れ再鎮静をきたすことがあります．そのため，フルマゼニルを使用して意識の改善を認めたとしても，その後に必要な経過観察の時間は，使用していないときと変わりません．間違っても処置後に鎮静作用を拮抗して，すぐに退室・帰宅させるようなことをしてはいけません．

また急性退薬症状を引き起こし不穏状態となることや痙攣をきたすこともあります．

一方，意識状態は改善しますが，呼吸状態は必ずしも改善するとは限りません．中枢性の呼吸抑制をきたし，低換気に陥った際にはBVMなどでの補助換気が必要な場合もあります．

副作用として以下の報告が挙げられています．

痙攣，不安・不穏(3～9%)，めまい(10%)，吐気/嘔吐(>10%)，再鎮静(3～9%)，痙攣閾値の低下．

ナロキソン

フェンタニルに代表される麻薬性薬剤の拮抗薬です．フェンタニルやモルヒネの薬効作用拮抗が可能ですが，非麻薬性鎮痛薬の拮抗も可能です．PSAでは麻薬によって生じた呼吸抑制の改善目的に使用されますが，やはり作用時間がより短いために，時間をあけての呼吸抑制の再出現に注意が必要です．

●ナロキソンの使用法

用法・用量	
用量	成人：通常用量　0.1〜0.4 mg　1分ごと 　　　少用量　0.04 mg　1分ごと 小児：0.01 mg/kg　1分ごと
作用発現時間	直後(静注)
作用持続時間	20分間
妊産婦への投与	
FDA category B (no evidence of risk in humans)	

使用されるメリットとしては低換気状態の改善や，意識状態の改善が期待されます．

ただし，鎮痛作用も減弱・消失してしまうために注意が必要です．少量の分割投与で鎮痛作用を残しつつ呼吸抑制のみを解除することも可能ですが，実際にはコントロールが難しい印象です．特に激しい疼痛のため，不穏状態となったり，循環動態に悪影響をきたしたりする状況では拮抗薬の使用は相対的禁忌です．

また緩和医療などで日常的に麻薬を使用している患者では退薬現象をきたすことがあるため，使用に注意が必要です．

音楽・アロマ

音楽やアロマなどの環境因子も限定的ながらPSAに補助的な影響を与えることが知られています．音楽は呼吸数，心拍数，血圧，酸素消費量に影響を与えますが，音楽の選択が重要であり，音楽への反応は性別，年齢，文化，環境要因などさまざまな因子が関与しています．

また一方で耳栓の装着により鎮静薬使用量の減少をもたらすことも知られています．

下部消化管内視鏡検査時のPSAにneroli oil(柑橘系香料)を併用した無作為比較試験で，術前の不安感や術中の疼痛に有意差を認めなかったものの，循環動態の安定化に寄与したとの報告[1)]があり，その効果は限定的ではありますが非常に安価で安全な方法として今後の研究が待たれるところです．

いずれにせよ，患者本人のリラックスできる環境づくりがPSAを成功させる鍵であり，コミュニケーションを密にとり，患者観察を怠らないことが重要で

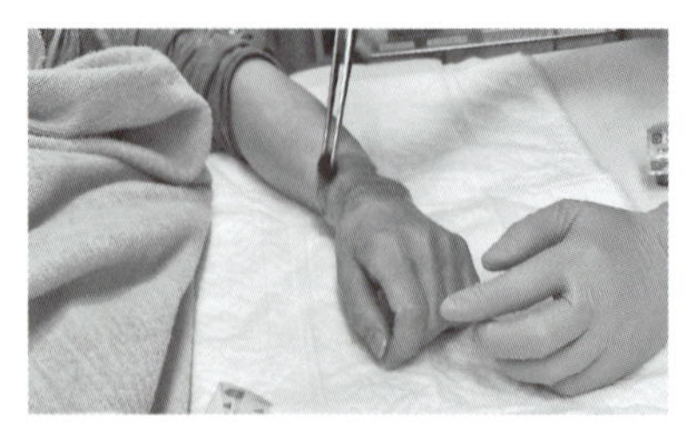

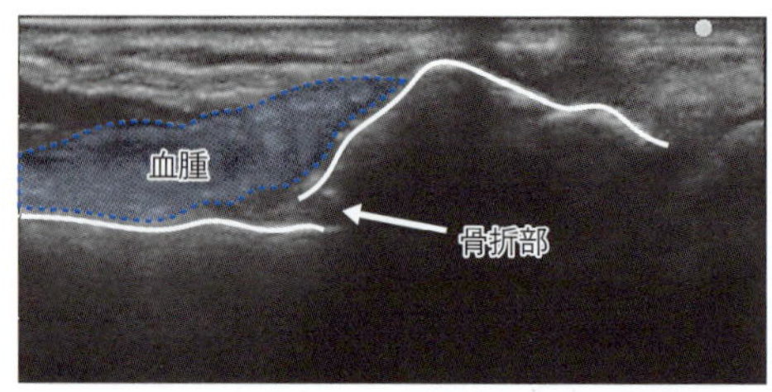

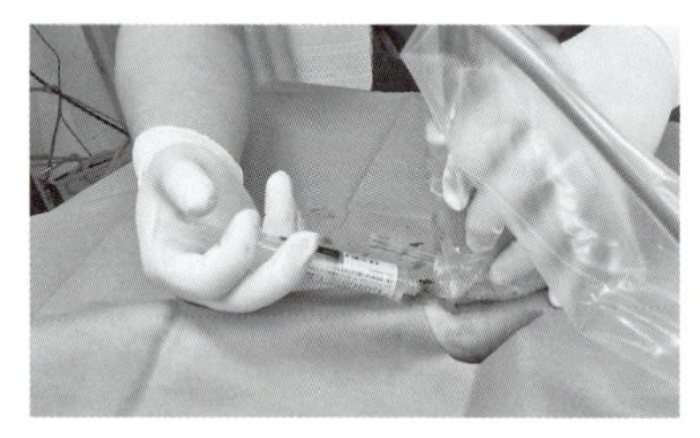

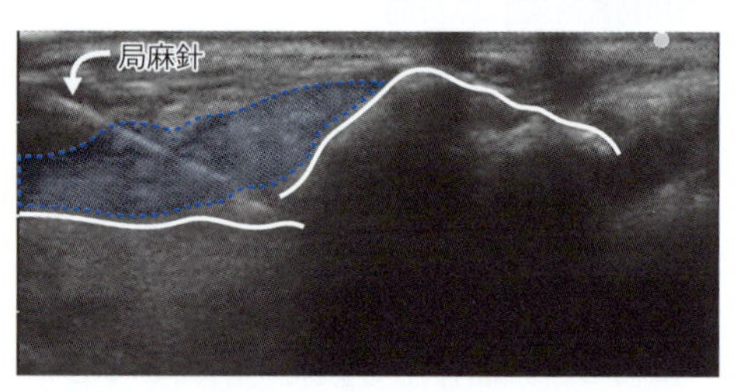

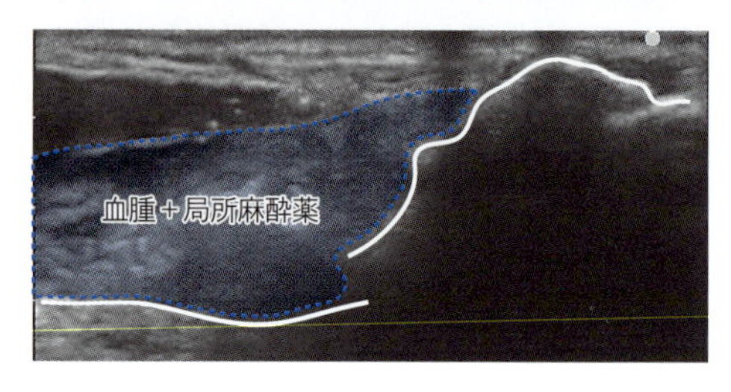

必要物品	手順
・清潔手袋 ・清潔覆布 ・10 mL シリンジ＋18〜22 G 針 ・8〜12 mL　1 or 2% キシロカイン® 　またはカルボカイン®	①消毒 ②エコー or 透視下に局注 ③10〜15 分待つ ④整復

図 4-6　血腫ブロックの実際（橈骨遠位端骨折）

す．小児患者における工夫については Part 8, 9 でも紹介しています(p172, 199).

血腫ブロック

救急外来で四肢の骨折整復術に PSA を要求される場面がよくみられます．

もちろん鎮静薬・鎮痛薬の静注薬のみでも対応は可能ですが，近年血腫ブロック（Hematoma block，図 4-6）の有用性の報告[2)]が増えています．

表 4-4　各種薬剤の添付文書記載

	ミダゾラム	プロポフォール	デクスメデトミジン(プレセデックス®)	フェンタニル	ケタミン
適応	①麻酔前投薬 ②全身麻酔の導入及び維持 ③集中治療における人工呼吸中の鎮静 ④歯科・口腔領域における手術及び処置時の鎮静	①全身麻酔の導入及び維持 ②集中治療における人工呼吸中の鎮静	①集中治療における人工呼吸中及び抜管後の鎮静 ②局所麻酔下における非挿管下の手術および処置時の鎮静	①全身麻酔，全身麻酔における鎮痛 ②局所麻酔における鎮痛の補助 ③激しい疼痛(術後痛・がん性疼痛など)に対する鎮痛	①手術，検査および処置時の全身麻酔，および吸入麻酔薬の導入
禁忌	急性狭隅角緑内障 重症筋無力症 HIV プロテアーゼ阻害剤内服中の患者	妊産婦 小児(集中治療における人工呼吸中の鎮静)		頭部外傷における昏睡状態 喘息患者	痙攣発作の既往 外来患者
妊産婦	投与しないことが望ましい	投与しないこと	有益性が危険性を上回ると判断した時を除き，使用を避けることが望ましい	有益性が危険性を上回ると判断される場合のみ投与	有益性が危険性を上回ると判断される場合のみ投与

血腫ブロックの利点は，局所麻酔で効果的な鎮痛効果が得られ，鎮静薬や鎮痛薬の必要量を減少させ，合併症を減らすことができる点です．

一方，欠点として感染・局所麻酔中毒・成功率が低いことなどが挙げられていましたが，厳重な清潔操作や適切な用量の厳守，血管内注入の回避，超音波ガイド下での穿刺を用いることで，対応可能です．

また筋弛緩作用は得られないため，筋肉量の多い若年男性の整復に際しては，ある程度患者本人の協力が必要となるでしょう．

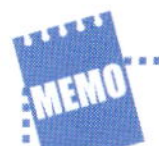

添付文書のまとめ

日本における添付文書上の記載(適応・禁忌・妊産婦への投与)を知っておくことはとても重要です．表 4-4 にそれぞれの薬剤での記載を列挙しておきます．

文献

1) Hu PH, Peng YC, Lin YT, et al : Aromatherapy for reducing colonoscopy related procedural anxiety and physiological parameters : a randomized controlled study. Hepato gastroenterology 57 : 1082-1086, 2016

2) Ismatullah : HEMATOMA BLOCK LOCAL ANESTHESIA FOR CLOSED REDUCTION OF COLLES-TYPE FRACTURES. JPMI 25 : 56-61, 2011

Part 5

処置後のケア

1 処置後の経過観察

Quote

目を覚ましていなさい．あなたがたは，その日，その時を知らないのだから．

マタイ伝　25 章 13 節

Point

- 「処置の終わり＝鎮静の終わり」ではない
- 処置後モニタリングの目安は 30 分
- 帰宅 OK の基準は意識とバイタルサインの回復（＋α）
- 帰宅後にも鎮静薬の影響は残りうる
- 車の運転は禁止
- 帰宅後の注意事項説明用紙を作っておくと便利

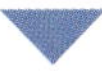

- 処置が終わっても気を抜かない！
- 処置後少なくとも 30 分はモニタリング，帰宅後の注意点もしっかり説明

「処置の終わり＝鎮静の終わり」ではない

ばたばた暴れる子どもさんに鎮静かけて処置をして，なんとか終わってほっと一息．じゃああとはそのまま寝かしておいて，お母さん横についててね，目が覚めたら看護師さん呼んで…でいいのでしょうか？　答えは「NO」ですね！　処置が終わっても，鎮静薬がすぐに切れるわけではないのです．

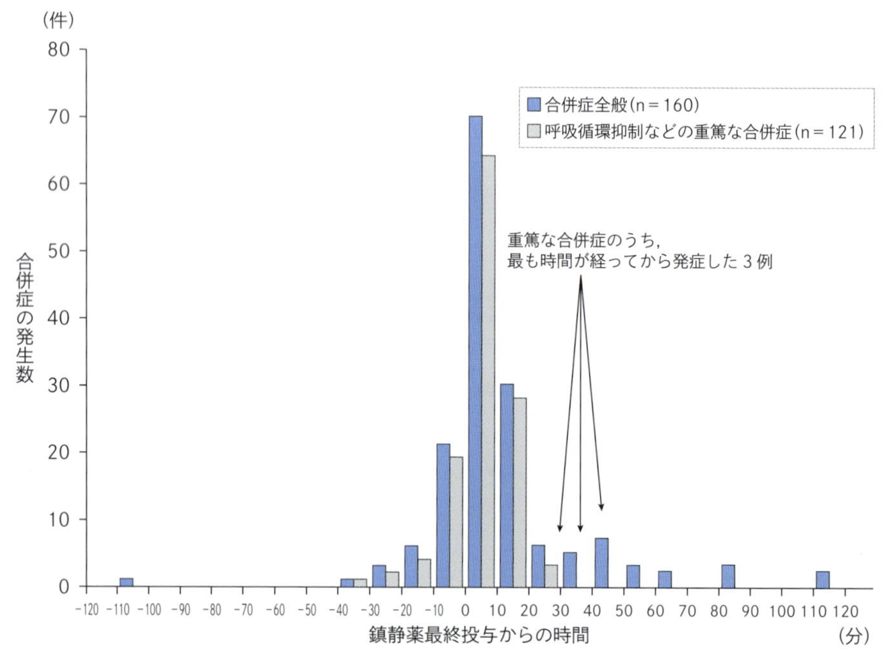

図 5-1 重篤な合併症の起こるタイミング

(Newman DH, Azer MM, Pitetti RD, et al : When is a patient safe for discharge after procedural sedation? The timing of adverse effect events in 1,367 pediatric procedural sedations. Ann Emerg Med 42 : 627-635, 2003 より許可を得て転載)

小児の処置鎮静関連の合併症の発生タイミングを調べたところ，8% が手技終了後に起こったという報告もありました[1)]．たった 8% とはいえ，内容をみると低酸素血症や血圧低下などの重篤なものも含まれています(他のそれほど重篤ではない合併症としては，嘔気・嘔吐，皮疹，興奮などがあります)．手技中には医療スタッフに囲まれており，モニター値も経時的にチェックされていて比較的安全な環境といえます．その一方で，手技終了直後の時間は，患者さんにとっては手技の刺激が加わらなくなってより呼吸や循環が落ちやすくなりますし，医療従事者にとっても手技が終わったという安心感から目を離しやすくなる，危険ゾーンといえるでしょう．特に静脈麻酔薬での鎮静を行った場合には，処置後も SpO_2，脈拍，血圧などのモニタリングは継続して行いましょう．

表 5-1　鎮静薬の作用時間

鎮静薬	最大効果時間	作用持続時間（単回投与時）
プロポフォール	30～60 秒	5 分
ケタミン	1 分	5～10 分
チアミラールナトリウム	1 分	5～8 分
ミダゾラム	2～3 分	30 分
フェンタニル	2～4 分	20 分
ペンタゾシン	15～30 分	3～4 時間

表 5-2　拮抗薬の作用時間

拮抗薬	最大効果時間	作用持続時間
フルマゼニル	6～10 分	20～50 分
ナロキソン	5～15 分	30 分程度

処置後モニタリングの目安は 30 分

前述の報告では，呼吸抑制などの重篤な合併症が起こるタイミングは，鎮静薬の最終投与から 0～10 分後が最も多く，中央値は 2 分後となっています（図 5-1）．使用されていた薬剤がミダゾラム，ケタミン，フェンタニルなど，作用のピーク時間がいずれも数分程度の即効性の薬剤なので当然の話なのですが，10 分後以降にも少数ながら重篤な合併症が起きていることに注目してください．一番遅い例では鎮静薬の最終投与から 40 分後に呼吸抑制を生じていますが，この症例ではその前にも一度呼吸抑制が確認されており，40 分後の呼吸抑制は経過観察中 2 回目のエピソードでした．初回発症エピソードに限れば，重篤な合併症はいずれも鎮静薬最終投与後 25 分以内に起きています．作用持続時間（表 5-1）をみても，呼吸循環抑制作用のあるミダゾラム，フェンタニルのうち持続時間が長いほうのミダゾラムで 30 分程度ですので，これらの薬剤を使用して処置鎮静を行った場合は，鎮静薬の最終投与から少なくとも 30 分程度は呼吸・循環のモニタリングを行いましょう．

もちろん 30 分の経過観察中に呼吸抑制などの重篤な合併症を生じた場合は必要な経過観察時間はより長くなりますし，ペンタゾシンのように作用持続時間が長い薬剤をメインで使用した場合も，必要な経過観察時間はより長くなります．また，処置終了時に拮抗薬を投与されている場合は，拮抗薬の作用が切れてくると元々入っていた鎮静薬による呼吸循環抑制が出る可能性がありますので，注意しましょう（表5-2）．

文献

1）Newman DH, Azer MM, Pitetti RD, et al：When is a patient safe for discharge after procedural sedation? The timing of adverse effect events in 1,367 pediatric procedural sedations. Ann Emerg Med 42：627-635, 2003

2 帰宅基準

帰宅 OK の基準は意識とバイタルサインの回復（＋α）

処置後，特に呼吸も循環も問題なく 30 分が経過．「先生，帰宅でいいでしょうか？」と看護師さんに聞かれて，「OK です！」と答えました．10 分後，「先生，患者さん帰ろうとして起きたら，なんだか少しむかむかするって言われるんですけど…」と再度連絡が．さてどうしましょう？

鎮静薬の作用持続時間が切れたからといって，薬剤の影響が完全に切れるわけではありません．薬剤の種類と量にもよりますが，頭部浮遊感や嘔気，易疲労感などの症状は 24 時間以上残ることもあります．救急外来では，中枢神経系と呼吸循環抑制のリスクが最低限になったと判断できたところで帰宅を許可することになります．

「リスクが最低限になった」って，具体的にはどう判断するの？　…実は外来での処置鎮静後の帰宅基準として確立されたものはいまだありません．幸い，「鎮静薬使用後，当日に帰宅可能かどうかを判断しなければならない」という意味で似たような状況に，全身麻酔下での日帰り手術があります．こちらは米国において 1980 年代以降一気に割合が増えてきたこともあり，様々な帰宅基準が検討されてきました．ここでは日帰り手術後の帰宅基準を参照して説明していきます．

鎮静後に帰宅を許可する具体的な条件としては，以下の通りです．

①呼吸・循環機能が鎮静前と同等まで戻ること
②意識が鎮静前と同等まで戻ること
③歩行などの移動が鎮静前と同等程度に可能になり，自宅に戻った際に自分で（または軽介助で）生活できること
④痛みや嘔気・嘔吐が（内服または静注薬で）コントロールされていること
⑤帰宅に際し，少なくとも数時間は責任を持って経過観察を行える成人の付き添いがいること

表 5-3　modified Aldrete score

大項目	評価	スコア
動作	指示に応じて，自力で四肢を動かすことができる	2
	指示に応じて，自力で四肢のうち半分を動かすことができる	1
	指示しても自力で四肢を動かせない	0
呼吸	深呼吸と咳嗽ができる	2
	呼吸困難感がある　または呼吸制限がある	1
	無呼吸	0
血圧	鎮静前と比較し＜±20％	2
	鎮静前の±20-49％	1
	鎮静前と比較し＞±50％	0
意識	全覚醒	2
	呼びかけると覚醒する	1
	呼びかけに反応なし	0
SpO_2	室内気で SpO_2＞92％ を保てる	2
	SpO_2＞90％ を保つのに酸素が必要	1
	酸素投与しても SpO_2＜90％	0

*9 点以上で帰宅可
（Aldrete JA：The post-anesthesia recovery score revisited. J Clin Anesth 7：89-91, 1995 より）

これらのうち①②について数値化したものが，modified Aldrete score です（表 5-3）[1)]．1970 年に考案された Aldrete score は，全身麻酔後にリカバリーユニットから一般病棟に移ることができる程度まで回復したかどうかを判断する基準でした．その後，1980 年代以降の日帰り手術の普及に伴い，安全に帰宅できるかどうかという点を考慮して様々な麻酔後スコアリングシステムが考案されました．

現在ゴールドスタンダードとして使用されているのが，①②に③④の要素も加えた modified Post-Anesthesia Discharge Scoring System（modified PADSS）（表 5-4）で，10 点満点の 9 点以上で帰宅可能と判断できます[2)]．小児版の Ped-PADSS も考案されていますが，「嘔気・嘔吐」の部分が少し異なるだけで，基本は成人の PADSS とほぼ同様です（表 5-5）[3)]．

⑤については，成人の患者さんでは難しい状況も多いと思います．しかし後述するように，帰宅後に嘔気やふらつき，頭部浮遊感が出現することもありますの

表 5-4　modified PADSS

大項目	評価	スコア
バイタルサイン：安定していて，年齢と術前のベースに戻っていること		
	血圧・脈拍が術前ベースラインの±20％ 以内	2
	血圧・脈拍が術前ベースラインの±20〜40％	1
	血圧・脈拍が術前ベースラインの＞±40％	0
活動レベル：術前と同様の活動ができること		
	安定して歩行でき，ふらつきがない または術前同様に移動できる	2
	介助が必要	1
	動けない	0
嘔気・嘔吐：帰宅前には嘔気・嘔吐が制御できていること		
	軽度（内服治療で改善）	2
	中等度（筋注で改善）	1
	重度（繰り返し治療しても嘔気・嘔吐が持続）	0
痛み：		
	許容範囲である	2
	許容範囲でない	1
創部出血：想定範囲内であること		
	軽度（創傷被覆材の交換が不要）	2
	中等度（2 回までの創傷被覆材の交換が必要）	1
	重度（3 回以上の創傷被覆材の交換が必要）	0

＊総計 10 点，9 点以上で帰宅可.

（Marshall SI, Chung F：Discharge criteria and complications after ambulatory surgery. Anesth Analg 88：508–517, 1999 より）

で，事故を防ぐという意味も込めて，特に小児と高齢者では必ず付き添いを確保するようにしましょう.

表 5-5　Ped-PADSS

大項目	評価	スコア
バイタルサイン：安定していて，年齢と術前のベースに戻っていること		
	血圧・脈拍が術前ベースラインの±20% 以内	2
	血圧・脈拍が術前ベースラインの±20～40%	1
	血圧・脈拍が術前ベースラインの＞±40%	0
活動レベル：術前と同様の活動ができること		
	安定して歩行でき，ふらつきがない または術前同様に移動できる	2
	介助が必要	1
	動けない	0
嘔気・嘔吐：帰宅前には嘔気嘔吐が制御できていること		
	軽度（制吐薬は不要）	2
	中等度（制吐薬を 1 回使用して治る）	1
	重度（制吐剤を 1 回使用しても続く）	0
痛み：		
	許容範囲である（VAS＜3 または OPS＜3）*	2
	許容範囲でない（VAS＞3　または OPS＞3）	1
創部出血：想定範囲内であること		
	軽度（創傷被覆材の交換が不要）	2
	中等度（2 回までの創傷被覆材交換が必要）	1
	重度（3 回以上の創傷被覆材交換が必要）	0

9 点以上でかつ，次の項目がなければ帰宅可能：①呼吸困難感・嗄声，②親から帰宅前の麻酔科診察の希望がある，③麻酔科医が帰宅前に診察が必要と判断.

＊VAS：Visual Analog Scale　OPS：Objective Pain Scale

〔Moncel JB, Nardi N, Wodey E, et al：Evaluation of the pediatric post anesthesia discharge scoring system in an ambulatory surgery unit（published online ahead of print January 8, 2015）. Paediatr Anaesth 25：636-641, 2015 より〕

文献

1）Aldrete JA：The post-anesthesia recovery score revisited. J Clin Anesth 7：89-91, 1995

2）Marshall SI, Chung F：Discharge criteria and complications after ambulatory surgery. Anesth Analg 88：508-517, 1999

3）Moncel JB, Nardi N, Wodey E, et al：Evaluation of the pediatric post anesthesia discharge scoring system in an ambulatory surgery unit（published online ahead of print January 8, 2015）. Paediatr Anaesth 25：636-641, 2015

3 帰宅時の指導

帰宅後にも鎮静薬の影響は残りうる

前節でも触れたように，鎮静薬の作用持続時間が切れたからといって薬剤の影響が完全に切れるわけではありません．画像検査のために鎮静を行った小児において，帰宅後の状態を調べた調査がいくつか報告されています．例えばミダゾラム＋ペントバルビタール，フェンタニル＋ペントバルビタール，抱水クロラール，ジアゼパムのうちいずれかを使用した症例調査では，帰宅64.4％で何らかの症状が認められ，特に運動失調(53.75％)，ふらつき(31.23％)，興奮(19.76％)，嘔吐(14.62％)が多かったとのことでした[1)]．また，ケタミンまたはフェンタニル＋ミダゾラムを使用した症例調査では，帰宅後の行動変化はそれほどなかったものの，18％で嘔吐が報告されています[2)]．

静注薬を使わなければ安全かというと意外とそうでもなく，主に抱水クロラールを使用した症例調査で，帰宅後に運動失調(31％)，消化器症状(23％)などの症状を認め，処置後8時間時点で普段と同様の活動ベースに戻ったのは48％に過ぎなかったという報告もあります[3)]．使用した薬剤と量にもよりますが，一般に小児では，少なくとも翌日までは成人の看視下におき，水泳や自転車などの活動は避けるのが安全でしょう．

車の運転には特に注意

では成人ではどうでしょうか？ Rosen's Emergency Medicine (8th ed).の処置鎮静の章では「(処置鎮静後)12〜24時間は運転やその他の危険を伴う活動を避けること」となっていますが，はっきりとしたエビデンスはありません．成人において，PSA後に帰宅した後の症状(特に運転関連)を調査したデータはあまりないので，帰宅基準と同様に日帰り手術のデータを参照することにします．

若い健康成人ボランティア12人に全身麻酔(プロポフォール＋フェンタニルで導入し，亜酸化窒素＋デスフルランで30分間維持)を施行した研究で，覚醒後2・3・24時間後に運転シミュレーションテストを行ったところ，運転技能や記述式試験で評価した精神運動機能には有意差を認めなかった，という報告がありました[4]．一方で，全身麻酔下(ミダゾラム＋プロポフォール＋フェンタニルで導入し，亜酸化窒素＋セボフルランまたはデスフルランで維持)に膝関節鏡手術を受けた成人患者 20 人について，覚醒後 2 時間後と 24 時間後に運転シミュレーションテストを行ったところ，2 時間後では運動機能が落ちており，24 時間後では術前と同様まで回復していたという報告もあります[5]．いずれも小規模な研究で，鎮静終了からこれだけ時間が経てば運転 OK，と断言できるほどのエビデンスはないのが現状です．

ただしカナダのケースレポートで，鎮静下の小手術(1 例はミダゾラム＋フェンタニル＋プロポフォール使用下の膝関節鏡，もう 1 例は前投薬としてロラゼパムを使用し局所麻酔下に施行した子宮内容除去術)のあとに患者自身の運転で帰宅し，交通事故を起こして訴訟となり医療側が敗訴した例も報告されています[6]．運転技能に関しては，痛みが残る処置かどうかということも影響はするのでしょうが，一般的には成書の通り「12〜24 時間程度は運転を避けるように」推奨するほうが安全でしょう．

帰宅後の注意事項説明用紙を作っておくと便利

帰宅後の注意事項をまとめると次のような項目になります．

- **帰宅後も 24 時間程度は嘔気，ふらつきなどの症状が出ることがある**
- **子どもさんの場合は，翌日までは大人が目を離さないようにする**
- **自転車や水泳などは翌日まで避ける**
- **成人では，運転やその他の危険を伴う活動は 12〜24 時間は避ける**
- **意識・呼吸の異常が出たら，すぐに病院を受診する**

ただ，どんなに懇切丁寧に説明しても，人間は忘れる生き物．家に帰って「あれ，なんだっけ…？」となるのは，病院での重要なお話についても例外ではありません．「頭部外傷後の注意事項」や「熱性痙攣説明用紙」などの外来患者さん用説明プリントを作っておられる病院も多いと思いますが，ぜひそこに「処置鎮静後の注意事項」も加えてください．参考までに一例を載せておきます(図 5-2

検査・処置のために鎮静を受けられた方とご家族へ

本日，検査・処置のために眠くなる薬(鎮静薬)・痛み止め(鎮痛薬)を使用しました．検査後は一定時間の経過観察を行い，安全に帰宅できる状態であると判断されましたが，24時間程度は薬の影響が残ることがありますので，次のような点に注意してください．

■処置のあと，次のような症状がでることがあります
・数時間は眠くなったり，ふらついたりすることがあります
・処置のあと時間をおかずに飲食すると，嘔吐することがあります(まず水がしっかり飲めることを確認してから，食事を始めましょう)

■次のような危険を伴う行動は，少なくとも24時間は避けてください
・車/自転車の運転
・水泳
・重機の操縦/電動工具での作業/高所での作業
・1人での喫煙
・飲酒/睡眠薬の内服

■こんなときは病院にご連絡ください
・吐き気や嘔吐が続く
・痛みがひどくなり，鎮痛薬でも治らない
・処置した部位が出血してきた/ひどく腫れてきた

■(ご家族へ)こんなときは早急に救急車を呼んでください
・呼吸の仕方がおかしい
・起こしても全く反応しない，目を覚まさない
・全身に発疹が出た

その他，帰宅後にご心配な点がありましたら，下記までご連絡ください；
____病院　救急外来　　　TEL：____________

図5-2　**書面の例：処置鎮静後の注意事項**

米国の某病院の説明用紙には，「回復するまでは重要な決断や法的書類への署名をしないこと！」なんていう注意事項も入っていました)．注意事項に加えて，24時間連絡のつく病院連絡先も必ず記載しておきましょう．

Q&A

Q 処置後の評価をするのは，医師でないとダメでしょうか？

A 評価の項目や，医師を呼ぶ基準などがチーム内で共有されていれば，評価は看護師でもかまいません．ただし，何か合併症が起きた際には対処できる方である必要があります．最低限でもBLS(basic life support：一次救命措置)程度の知識と技術は必要でしょう．

Q 患者さんを早く帰宅させたいので，拮抗薬を使ってもよいでしょうか？

A お勧めしません．鎮静薬と拮抗薬の作用持続時間を比べてみると，ミダゾラムが(単剤・単回投与で)30分程度なのに対しフルマゼニルが20〜50分程度なので，拮抗薬が鎮静薬よりも早く切れてしまうことがあります．拮抗薬を使って一時的に鎮静から回復したようにみえても，拮抗薬が切れたときに鎮静薬の作用が再度出てきてしまう可能性があるのです．このため，拮抗薬を使って意識が戻ったからといって，経過観察を短く切り上げて帰宅させるのはとても危険です．

文献

1）Kaila R, Chen X, Kannikeswaran N, et al：Postdischarge adverse events related to sedation for diagnostic imaging in children. Pediatr Emerg Care 28：796-801, 2012
2）McQueen A, Wright RO, Kido MM, et al：Procedural sedation and analgesia outcomes in children after discharge from the emergency department：ketamine versus fentanyl/midazolam. Ann Emerg Med 54：191-197, 2009
3）Malviya S, Voepel-Lewis T, Prochaska G, et al：Prolonged recovery and delayed side effects of sedation for diagnostic imaging studies in children. Pediatrics 105：e42, 2000
4）Sinclair DR, Chung F, Smiley A, et al：General anesthesia does not impair simulator driving skills in volunteers in the immediate recovery period — a pilot study. Can J Anesth 50：238-245, 2003
5）Chung F, Kayumov L, Sinclair DR, et al：What is the driving performance of ambulatory surgical patients after general anesthesia? Anesthesiology 103：951-956, 2005
6）Chung F, Assmann N：Car accidents after ambulatory surgery in patients without an escort. Anesth Analg 106：817-820, 2008

合併症対策

1 主な合併症の種類と頻度

Quote

42年間の(パイロットとしての)全キャリアが，208秒間で判定されることになるなんて！

I never knew in 42 years that there would be 208 seconds on which my entire career would be judged.

Chesley Sullenberger 機長

(ニューヨーク市ハドソン川に奇跡の不時着をした，USエアウェイズ1549便の機長．経歴42年間のベテラン機長であった機長は，両側エンジン完全停止直後から208秒後に，無事に機体を着水させた)

Point

- ☑ 合併症はある一定の率で発生するが，適切な対処を行えば，死亡や後遺症が残るような合併症はきわめて稀
- ☑ 不適切な事前の評価やモニタリングができていないことは高リスク
- ☑ 合併症で重要なABCD
- ☑ ほとんどの合併症の対処はBLSで可能
- ☑ 喉頭痙攣は稀であるが，対応が難しい

飛行機事故による死亡事故なみに珍しい，重篤な合併症

この本を，この合併症の章まで順番に読んできてくれた方には改めて述べることではないかもしれません．事前の評価，鎮静計画作成，鎮静の準備，モニタリングは，合併症予防にきわめて重要です．そして，それを確実に行えば，処置時

EBM

PSA による，死亡などの重篤な合併症はきわめて稀．消化器内視鏡施行時の鎮静では，0.008%[1]．

の鎮静および鎮痛(PSA)は，基本的に安全です．

上下部消化管内視鏡を施行する際に，PSA が必要になることはよくあります．それは国内外を問わず共通です．大規模な安全性に関する研究には，上下部消化管内視鏡の際のデータが用いられることがよくあります．

32 万件以上の消化器内視鏡における鎮静を，後ろ向きに検討した研究があります[1]．1.4% で心血管系の合併症が発生していました．低酸素血症や誤嚥などの合併症です．しかし，鎮静による心血管系イベントによる死亡は，0.008% でした．どの統計を用いるかによって多少違いますが，航空機事故による死亡のリスクとそれほど変わりません．

上下部消化管内視鏡と比較して，一般的にリスクが高いのが，救急外来での PSA です．予定されていなかった鎮静，絶飲食ではない状況，患者の状態の不安定さなどを考えると，リスクが高いのは驚きではないかもしれません．救急外来での症例レジストリーを用いた研究があります．1,028 の鎮静症例において，無呼吸や低酸素などの合併症が，合わせて 4.1% の症例で発生していました[2]．しかし，死亡や後遺障害などのきわめて悪い重篤なアウトカムの症例は全くありませんでした．最近のメタアナリシスでも同様の結果が出ています．(表 2-2，p 31)．

事前評価とモニタリングで合併症を防ぐ

このように，安全に行う努力をすることで，PSA はきわめて安全に施行できます．では，どのようなときに合併症は発生するのでしょうか？　実際に発生した合併症を分析すると，いろいろなパターンがみえてきます(表 6-1)．PSA は，鎮静薬や鎮痛薬を用いて行うので，薬剤に絡む合併症が多いのは当然かもしれません．Part 4(p 84)で紹介したように，いくつかの薬剤は，静注用と筋注用でバイアルが異なります．ケタミンの場合は濃度が 10 倍も異なります．蘇生に使われるエピネフリンも，同様に異なる濃度の製剤が存在します．多くの鎮静薬は，静注と筋注では，推奨される投与量が異なることにも気をつけなければいけません．普段使わない薬剤を使うときや小児に用いるときなどは，①使用する薬剤，②投与方法，③投与量，④禁忌や注意事項がないか，を投与前に確認するのが必須です．もし少しでも疑問があれば，必ず声に出して確認しましょう．筆者自身も，看護師に指摘されて，間違った量を投与しようとしていたことに気付いた経験があります．

薬剤と同じように重要で，合併症発生に関わっているのが，事前評価とモニタリングです．事前評価なしにPSAを行うのは，到着地の天候を調べずに飛行機を飛ばすような愚かな所業です．モニタリングを行わないのは，高度計も速度計もなくフライトしているようなものです．この2つは，PSAを安全に行うために必須のものです．Part 2「処置前の評価と準備」（p 27）とPart 3「モニタリング」（p 47）で詳しく紹介しているので，参照ください．

事前評価とモニタリング，そして注意深く薬剤を使うことで，ほとんどの合併症は予防できます．しかし，いくら準備しても，思わぬ事態が発生することがあります．次項以降は，十分に準備したうえで，それでも「もし合併症が発生したらどうするか」にフォーカスを当てて考えていきます．

緊急着陸はしたくない，でも必要なときにはうまくやらなければならない

航空機のパイロットは，私たちが思っている以上に，安全なフライトになるように準備をしています．フライト前に航路を確認することは当然ですが，当日の雲の様子や風向き具合，緊急事態に着陸できる空港など，可能な限りの準備をしてフライトに挑みます．しかし，それでも思いがけないトラブルが発生します．その時に備えて，何度もシミュレーションを積んでいるのです．

2009年1月15日に起きた，USエアウェイズ1549便の事故も，完全に想定外でした．航空機のエンジンは，ちょっとやそっとでは止まらないように設計されています．仮に片方が停止した場合でも，もう片方のエンジンでしばらく飛べるように作られています．しかし，USエアウェイズ1549便は，ニューヨークのラガーディア空港離陸直後，両方のエンジンが同時に停止しました（図6-1）．

両方のエンジンが停止直後，機長は副機長から操縦を変わりました．副機長がエンジン停止時のプロトコールを懸命に確認するなか，機長は管制官とやりとり

表6-1　処置時の鎮静および鎮痛における合併症の要因とその予防法

合併症の原因	種類	例	
評価	評価の未実施	重度な呼吸器障害があることを知らずに鎮静を行い，処置中に低酸素が発生	
	リスクを過小評価（＝自信過剰）	ASA Ⅳである症例の，緊急でない処置に対して，麻酔科にコンサルトせずに鎮静を強行した	
薬剤	投与量の間違い	体重 20 kg の小児に，フェンタニル 200 μg を投与し，呼吸停止した	
	投与方法の間違い	ケタミン筋注 200 mg の予定であったが，200 mg 静注した	
	バイアルの間違い	ケタミンの静注用と筋注用のバイアルを間違えて投与した	
	薬剤の不適切な選択	大豆アレルギーの患者にプロポフォールを投与して，アナフィラキシーが発生した	
	薬剤相互作用	処置直前にモルヒネを投与された患者に対して，フェンタニルを投与したところ呼吸抑制が発生した	
	拮抗薬の不適切な使用	長期ベンゾジアゼピン系薬剤を内服している患者にフルマゼニルを投与して，痙攣が発生した	
	薬剤に特異的な副作用	ケタミンを使用中に，喉頭痙攣が発生した	
モニタリング	不適切なモニタリング	SpO_2 モニターを付けずに鎮静を行ったところ，低酸素に気づくのが大幅に遅れた	
	異常所見の無視	低酸素のアラームが鳴っているのを無視して処置を続行した	
蘇生	物品の準備不足	呼吸抑制発生時に，BVM がベッドサイドになかった	
	蘇生技術	下顎挙上ができなかった	
	スタッフ	1 人で鎮静と処置を行っていたところ，呼吸抑制が発生し，助けを呼びに行っている間に，患者の状態が悪化した	
処置後	早すぎるモニタリング終了	処置後回復室にて，モニタリングせずにいた患者が心肺停止状態で発見された	
	早すぎる退院	退院後呼吸抑制が発生し，低酸素状態で発見された	
	不適切な退院時指導	鎮静後患者本人が自動車を運転して帰り，帰宅途中で事故を起こした	

ASA：American Society of Anesthesiologists（アメリカ麻酔学会）

	説明
	適切な評価を行わないと，重大なリスクを見逃す
	緊急性が低い処置は，全身状態が安定してから実施．麻酔科へのコンサルトは必須
	小児では，用量間違いが発生しやすい．鎮静薬や鎮痛薬は，標準体重に応じて行う
	同じ薬剤でも，投与方法が何パターンもあることがある．薬剤をオーダーした医師と，投与する医療者が異なる場合，きわめて高リスク
	ケタミンなどの薬剤は，濃度が違うバイアルが 2 種類以上ある．きわめて間違いやすい．エラーを防ぐために，1 種類しか常備しないという方法もある
	薬剤の禁忌や，患者のアレルギー歴などはきわめて重要．鎮静前に評価シートを作成しチーム内で共有する，チェックリストを活用する，そして鎮静開始前にタイムアウトを行う
	1 種類以上の薬剤を投与されている患者は多い．服薬している薬剤の確認は必須．入院中などに投与されている薬剤も確認する
	拮抗薬にも副作用や禁忌事項がある．長期的にベンゾジアゼピン系薬剤を内服している患者に対して，フルマゼニルは禁忌である
	薬剤に特異的な副作用は，適切に使用していても発生するものがある．高リスク患者に使用を避ける．それでも発生する場合に対して，準備を行う
	最低限のモニタリング機器は必ず使用する必要がある
	モニタリング機器を付けていても，それを評価してアクションを起こさないと無意味である
	蘇生に必要な物品は，ベッドサイドに用意しておく必要がある
	鎮静の有害事象に対して蘇生が行えない者は，鎮静を施行してはいけない
	鎮静は，必ず 2 人以上で行う
	処置終了後も最低 30 分間はモニタリングは必要である．鎮静前の状態に回復するまで，モニタリングは継続する
	退室基準を満たすまでは，帰宅させてはいけない
	退院時の指導に関を必ず実施する．院内で統一したものを作っておくのが望ましい

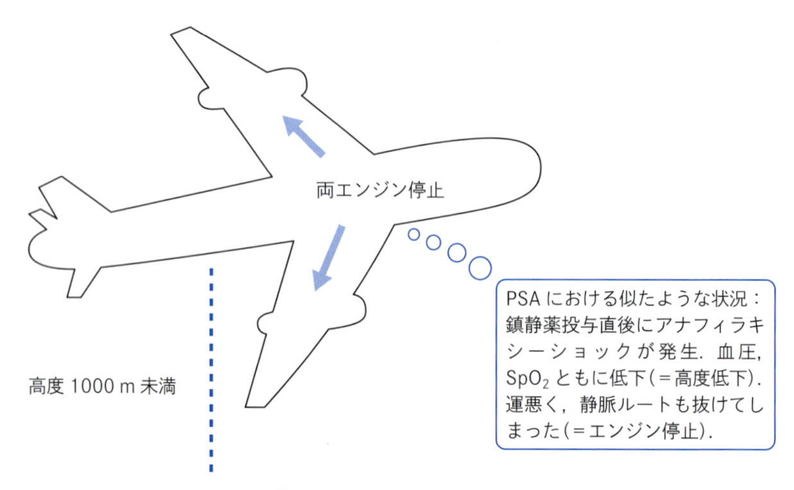

図 6-1　US エアウェイズ 1549 便のエンジン停止時の状況

をし，最終的には管制官が指示した近隣の空港への着陸は無理と判断しました．その代わり，近くにあるハドソン川への着水を選択しました．

後々の検討では，管制官の指示通り近隣の空港へ着陸しようとした場合，市街地へ墜落してしまい，多数の犠牲者を出したであろうといわれています．機長は極限状況のなか，冷静に状況を判断し，難しいとされている川への着水を成功させました．

Sullenberger 機長は，それまでのトレーニングや学習を振り返ってこう言っています．

One way of looking at this might be that for 42 years, I've been making small, regular deposits in this bank of experience, education and training. And on January 15 the balance was sufficient so that I could make a very large withdrawal.

42 年間に渡って，経験や教育，トレーニングをちょっとずつ，でも定期的に自分の口座に積み重ねてきたんだ．だから，あのとき 1 月 15 日に，一気に口座から引き出しても大丈夫だった，そういう風にも考えられる．

この言葉は，定期的に学習，トレーニングを行い，事故が発生した際に対処できるようにしておくことの重要性を示しているように思います．

鎮静の場合ではどうでしょうか？　航空機と同じように，どれだけ予防に注意

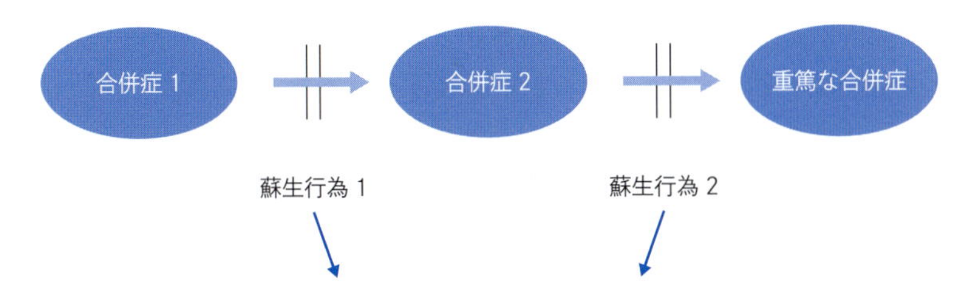

図 6-2　合併症と，それに続く重篤な合併症
最初に起きた合併症に対する対処を怠ったり，対処法を誤ったりすると，重篤な合併症の発生につながる．しかし適切な蘇生行為を行うことで，より重篤な合併症の発生を防止することができる．

していても，合併症は起こります．鎮静薬を通常量投与した場合でも，患者の薬剤の対する反応が強く，過鎮静になってしまうことがあります．また薬剤の特異的な副作用(例：ケタミンによる嘔吐)も，完全には予防できません．アレルギー反応も，もし使われる鎮静薬が患者にとって初めての薬剤であれば，予測するのは難しくなるでしょう．

PSA において，UA エアウェイズ 1549 便の事件ほど絶望的な状況は稀です．しかし，複数の悪い出来事が重なり，鎮静施行者が試されることは時に起こります．

例えばこういうシチュエーションがあります．鎮静薬投与直後にアナフィラキシーショックが発生し，血圧，SpO_2 ともに低下．運悪く，焦った看護師さんがひっかかり，静脈ルートも抜けてしまった．

そういうときに，落ち着いてエピネフリンの筋注を指示する，同時に別の静脈ルートを確保しながら，高度な気道確保の準備をする，こうした対処が落ち着いてできるかで，鎮静施行者のプロフェッショナリズムが試されます．

早期の対応が，重篤な合併症を防ぐ

多くの合併症は，放置したり，誤った対応を行ったりすれば，より重篤な合併症を引き起こします(図 6-2)．しかし早期に対応すれば，より重篤な合併症の発生を防ぐことができます．

合併症発生時の蘇生行為は，ほとんど BLS(basic life support：一次救命措置)

の知識や技術があれば可能です．過鎮静による舌根沈下が発生したときの，下顎挙上法がよい例です．両手さえあれば，特殊な器具などを用いなくても，気道を再び開通させることができます．また，過鎮静により，呼吸抑制や無呼吸が発生した場合でも，下顎挙上法に加えて，バッグバルブマスク(BVM)換気を行うことで，短時間作用の薬剤を用いている場合では，数分の内に回復することがほとんどです．しかし，上記に挙げたような，アナフィラキシーショックなどの対処が難しい事態が時に発生します。そのため，鎮静施行者は，一般的にACLS(advanced cardiovascular life support：二次救命措置)の知識や技術が必要になります．特に，深い鎮静を行う際には必須です．次項では，合併症とその対処法を，より詳しくみていきます．

文献

1) Sharma VK, Nguyen CC, Crowell MD, et al：A national study of cardiopulmonary unplanned events after GI endoscopy. Gastrointest Endosc 66：27-34, 2007
2) Sacchetti A, Senula G, Strickland J, et al：Procedural sedation in the community emergency department：initial results of the ProSCED registry. Acad Emerg Med 14：41-46, 2007

2 基本は常に ABCD

患者の状態が悪い場合は，どんなときでも ABCD(Airway, Breathing, Circulation, Disability)が基本です(図 6-3)．それは，内科的な急変時でも，重症外傷の診療でも，そして鎮静時の合併症対応時でも同じです．

ここからは，ABCD それぞれの合併症について，予防および対処法について解説します．

A(気道)	気道閉塞(舌根沈下，喉頭痙攣)
B(呼吸)	低酸素血症，高二酸化炭素血症
C(循環)	不整脈(徐脈，頻脈)，低血圧，高血圧
D(意識)	興奮，鎮静不全，脱抑制，鎮静遷延

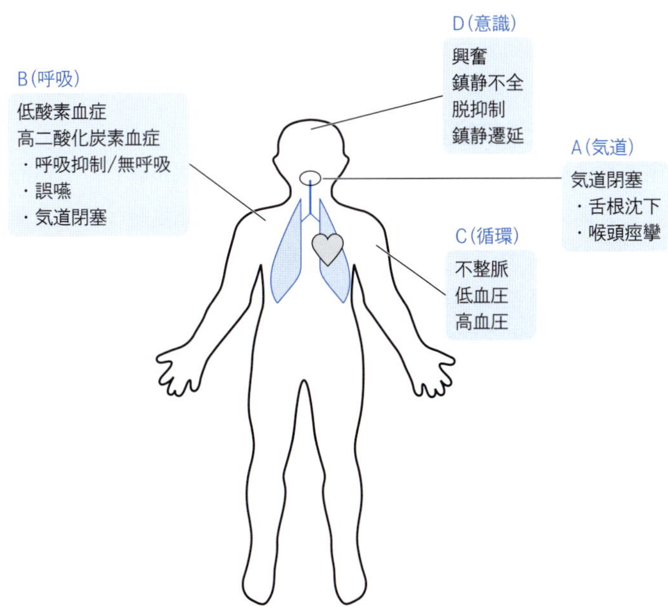

図 6-3　PSA における合併症分類(ABCD)

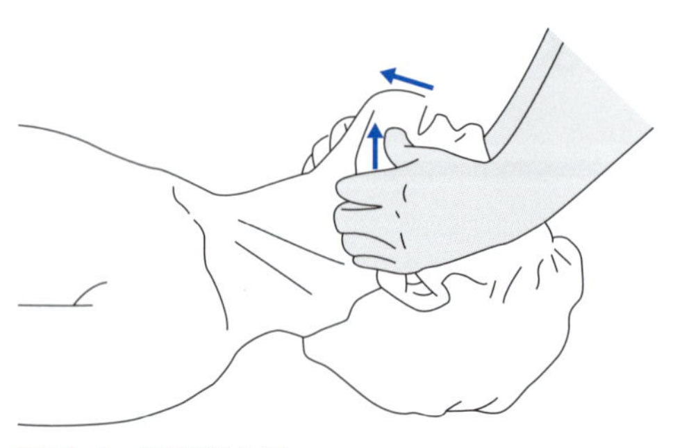

図 6-4　下顎挙上法
喉頭痙攣は稀だが，致死的になりうる．

Airway：気道の問題は，一刻を争う

PSA による合併症のなかでも，気道関係の問題は，呼吸の問題と同様に頻度が高い合併症です．特に気道の問題は一刻を争います．しかし，気道関係の合併症のなかで最も頻度が高い舌根沈下はシンプルな方法で対処が可能です．すなわち，下顎挙上法です．両手(親指以外)で患者の下顎角をつかみ，前方に押し上げる事で，舌と下顎全体を前方に上げて，気道を開通させます．同時に親指で口の開放ができればさらに効果的です(図 6-4)．

喉頭痙攣は，稀だが対処が難しい合併症

気道関係の合併症で，きわめて珍しいながら，対処法が難しく，鎮静に慣れている医療者をも震え上がらせるのが喉頭痙攣です．喉頭痙攣は稀な合併症で，ケタミンによって誘発されます．高リスクの症例(表 6-2)を避ければ，発生率は 0.42% と稀で，通常は 5 分未満で，BVM による陽圧換気により改善します[1, 2]．

喉頭痙攣は，最悪の場合完全な気道閉塞を引き起こす危険な合併症です．通常は，ケタミン投与直後ではなく，数分後または処置終了後に遅れて発生します．

喉頭痙攣が起こった際の処置

喉頭痙攣が発生した場合，まず行うことは，高流量酸素投与と BVM による陽圧換気です．もし血液や唾液など，気道を刺激しているものがあれば，吸引にて除去します．同時に人手を呼びます．Larson maneuver(図 6-5)も有効であるとされています[3]．

表 6-2　喉頭痙攣の高リスク症例（通常このような症例ではケタミンは禁忌）

- 上気道炎
- 多量の気道分泌物や血液，嘔吐物
- 喉頭を刺激するような処置（気管支鏡，口腔内の処置）
- 上気道の解剖学的異常
- 小児（特に 1 歳未満）

EBM

喉頭痙攣の発生率は 0.42%（救急外来における成人に対する鎮静のメタアナリシス）[2]
＝200 回鎮静を行えば，1 回遭遇する

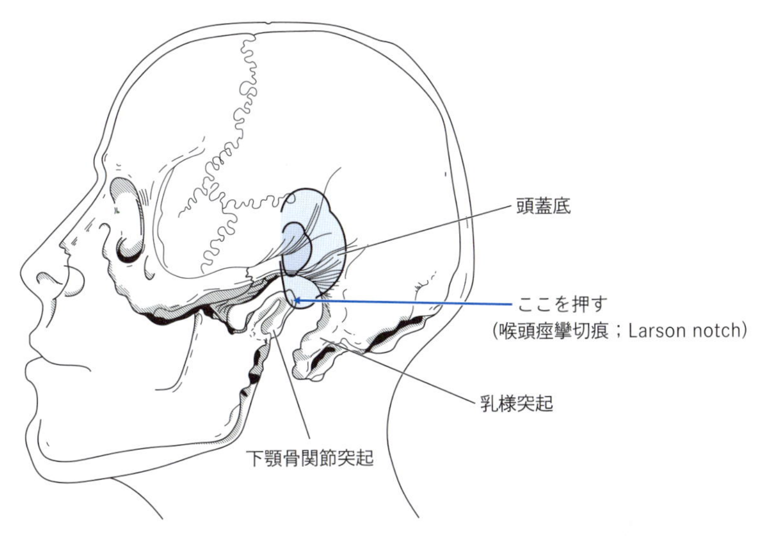

図 6-5　Larson maneuver
（Larson CP Jr：Laryngospasm-the best treatment. Anesthesiology 89：1293-1294, 1998 より改変）

Larson maneuver は，下顎挙上法と同時に施行できる，きわめてシンプルな方法です．1998 年に，麻酔科医の Dr. Larson が，自分の師匠に教えてもらった方法として麻酔科の雑誌に紹介しました．両手の中指で，患者の“喉頭痙攣切痕”別名“Larson notch”と呼ばれるスポットを強く押すというものです．“喉頭痙攣切痕”は，前方を下顎骨関節突起，後方を乳様突起，上方（頭側）を頭蓋底に挟まれた場所ですが，丁度耳垂（耳たぶ）の裏側あたりに位置すると覚えておくと，わかりやすいかもしれません．

この間に，RSI（rapid sequence intubation）の用意をします．RSI を行うための薬剤（ケタミン以外の鎮静薬および筋弛緩薬）と気管挿管のための器具（挿管

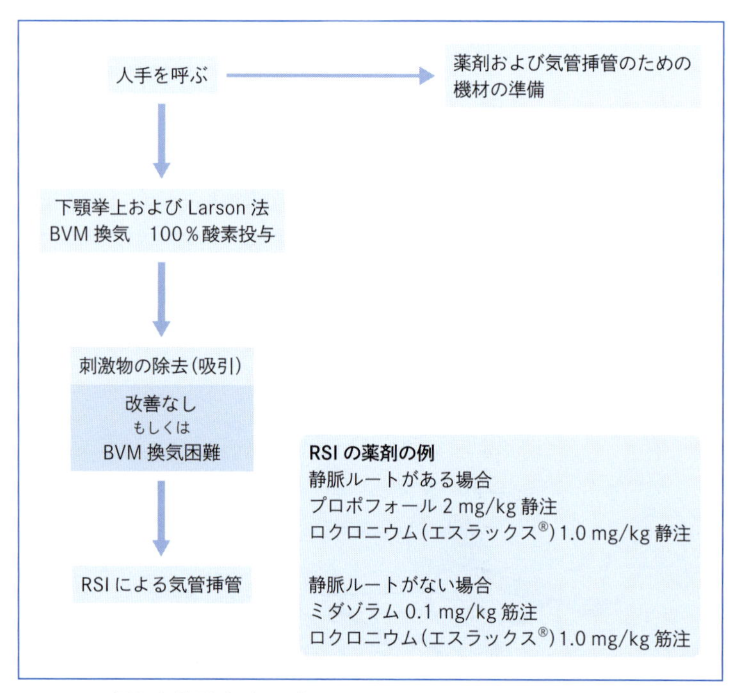

図 6-6　喉頭痙攣発生時のプロトコール
RSI: rapid sequence intubation.

チューブおよび喉頭鏡)が必要です．準備の間，高流量酸素投与と BVM による陽圧換気を続けます．喉頭痙攣が改善しない場合は，RSI を行います．幸いなことに，ほとんどの症例では，この間に自然に喉頭痙攣は改善しますが，発生した時点で最悪のシナリオを意識して，行動を起こすことが重要です(図 6-6)．RSI の方法に関しては，本書では触れません．

Breathing：合併症のなかでは呼吸器系が多い

ほぼすべての鎮静薬やオピオイド系の鎮痛薬は，投与量や投与速度によって，呼吸抑制を起こします．そのため，PSA において，低酸素血症はよくみられる合併症です．

表6-3　低酸素の要因

医療者側の要因	患者側の要因
・薬剤の種類 ・量 ・投与速度 ・前酸素化	・年齢 ・他の鎮静薬/鎮痛薬が既に投与されている ・虚弱性 ・肺予備能

低酸素

低酸素には，医療者側の要因と，患者側の要因があります(表6-3)．医療者側の要因に関しては，Part 4「薬剤の特徴と使い分け」(p 67)で，患者側の要因に関しては，Part 2「処置前の評価と準備」(p 27)で詳しく説明しているのでここでは細かい説明は割愛します．薬剤は，常にゆっくり，そして少量ずつ投与するほうが安全です．プロポフォールを使用する場合や，ミダゾラムとオピオイド系鎮痛薬の併用するときは，呼吸抑制のリスクが高まるので注意が必要です[2]．

もしあなたが鎮静を行っていて，モニター上でSpO_2が<90%を示すと，どういう可能性を考えるでしょうか？　まずA(気道)の問題ではないかを，疑う必要があります．そうでない場合は，呼吸抑制や無呼吸である可能性が最も疑われます．まず，処置を中止し，患者に刺激を加えます．次のステップは，下顎挙上です(痛み刺激にもなります)．改善しない場合は，BVM換気を，呼吸状態が改善するまで行います．

通常(もし短期間作用の鎮静薬や鎮痛薬を使用していれば)そのような呼吸抑制は一過性です．呼吸抑制は，低酸素血症および高二酸化炭素血症を引き起こしますが，通常は低酸素血症が問題になります．Part 3でも紹介している，カプノグラフィ(p 55)を使用していれば，低酸素血症が発生する前に，呼吸抑制や気道閉塞に気づくことができます．救急外来におけるカプノグラフィの研究では，呼吸抑制発生から低酸素血症の発生までには，平均して60秒の間隔がありました(図6-7)[4]．この60秒の間に介入を行えば，低酸素血症の発生を防ぐことができます．

呼吸抑制

呼吸抑制は，刺激，下顎挙上，BVM換気によって改善することがほとんどです．遷延する場合や，呼吸抑制によって重度の低酸素が発生した場合にのみ，拮

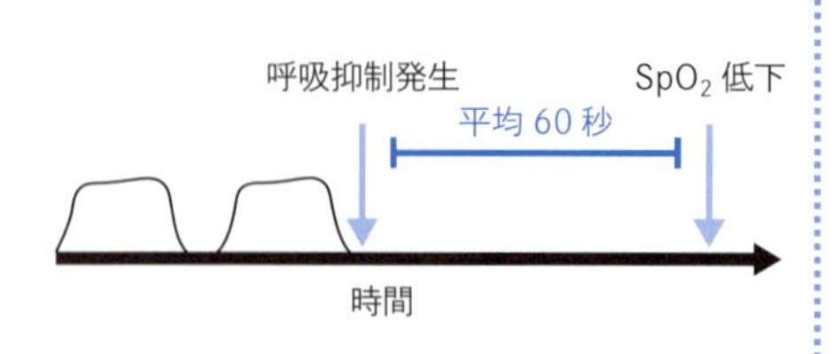

EBM

呼吸抑制発生から低酸素血症の発生までには，平均 60 秒の間隔がある（救急外来における，カプノグラフィ使用の無作為割付試験．全例に 3 L/分の事前酸素投与が行われていることに注意．また症例によって 5～240 秒と幅がある）[4]．

図 6-7　呼吸抑制発生と SpO_2 低下の時間的関係を，カプノグラフィの波形とともに記した図

呼吸抑制の発生は，患者を注意深く観察することでわかる．しかし患者の体型や体位，処置の種類によって，呼吸抑制発生が気づきにくいことがある．そのような際は，カプノグラフィの波形によって，呼吸抑制の発生に気づくことができる．呼吸抑制発生の時点では，SpO_2 は正常値を示しているが，対処を行わなければ，その後低酸素血症が発生する．

（Deitch K, Miner J, Chudnofsky CR, et al：Does end tidal CO2 monitoring during emergency department procedural sedation and analgesia with propofol decrease the incidence of hypoxic events? A randomized, controlled trial. Ann Emerg Med 55：258, 2010）

抗薬の使用を検討します．このような呼吸のトラブルが，気管挿管を必要とする状態になるのはきわめて稀です．

救急外来における PSA の研究では，気管挿管を必要としたのは，1,000 例あたり 1.6 件でした[2]．嘔吐後の誤嚥や，喉頭痙攣など，呼吸抑制だけでない他の合併症が生じた際に検討されます．

嘔吐への対処は，まず患者を側臥位に

PSA において，嘔気や嘔吐は，比較的よく起こる合併症です．特にケタミンを使用する際には頻回に発生します．処置終了後に発生することも多く，処置が終わっても油断できません．患者本人の意識状態が改善するまでは，必ずベッドサイドにて経過観察を行い，その後も適切なモニタリングを行う必要があります．ケタミンによる嘔吐は，ケタミンを使用する場合は完全には予防できません．しかし嘔吐による誤嚥は予防できます．嘔吐が発生した場合は，まず患者を側臥位にするのが重要です．

Circulation：ハイリスク患者は，静脈ルートを 2 ルート確保

C(循環)の合併症では，問題になるのは，徐脈と低血圧です．通常は一過性ですが，もともと心血管系に既往がある患者(特に ASA 分類で 3 以上)では，リスクが高くなります．緊急度が高くない処置であれば，麻酔科医に手術室で鎮静を施行してもらうほうが安全でしょう．

脱水などの循環血漿量が減少しているような患者では，ミダゾラムやプロポフォールで，予想よりも血圧が下がることがあります．はっきりしたデータはありませんが，そのような患者では，処置前に静脈ルートを 2 ルート確保しておくことや，輸液を始めておく(例：生理食塩水 500 mL)ことが一般的に有効です．心停止や重篤な不整脈は，A(気道)や B(呼吸)の問題が原因で起こる 2 次的な問題であることがほとんどです．

Disability：事前に行う家族への説明が重要

D(意識)の合併症は，PSA と密接に関わります．BLS の知識の範囲からは，やや外れるかもしれません．しかし，対処はそれほど困難ではありません．

ケタミンによる興奮

一番多い意識に関する合併症は，興奮(agitation)です．ケタミンや，ケタミンとプロポフォールを組み合わせて使用するケトフォールでよく発生します．通常一過性で，健忘効果によって本人も覚えていないことがほとんどです．

救急外来における成人の鎮静のメタアナリシスでは，9.8/1,000 件で興奮の合併症が発生していました．ケタミンが使用されたケースだけでみると，その率は 164.1/1,000 件で，かなり高率であるといえます[2)]．このような興奮は，患者本人は覚えていないことが多いですが，見ている患者家族や付き添いの人に，大きな心理的衝撃を与えることがあります．事前に説明しておくことは必須です．また相談のうえ，処置中は，別室で待機してもらうことも有効でしょう．

ケタミンとプロポフォールを一緒に用いる場合，すなわちケトフォールで PSA を行っている場合は，ケタミンで興奮が発生した場合に，速やかにプロポフォールに使用に切り替えられます．全般的な安全性において，ケトフォールがケタミンやプロポフォールを単剤に用いるより安全であるというエビデンスが限

EBM

ケタミンを鎮静に使用した場合，興奮の合併症が発生する率 164.1/1,000 件（＝約 6 症例に 1 例の発生）[2]．

られていますが，ケタミンによって興奮が生じた場合には，ケタミン単剤で行うよりも，調整が容易な分アドバンテージがあります．

ベンゾジアゼピン系による脱抑制

ケタミン以外にも，Part 4 で紹介している，ベンゾジアゼピン系薬剤による脱抑制（p 73）も，同様の興奮の症状を呈します．脱抑制は，薬剤によって，脳の高次機能のとしての抑制がはずれ，感情や行動が抑えられなくなった状態です．いつもは大人しい人が，お酒を飲んで大暴れしてしまう状態に似ています．

発生時は，別の薬剤を用いる，数分間経過を観察するなどの方法があります．追加で鎮静薬を投与する場合は，過鎮静に十分注意する必要があります．

悪夢とせん妄

鎮静薬は，時に悪夢やせん妄を起こすことがあります．ケタミンが代表的で，性的な夢を見ることがあります．あまりにクリアな夢なので，現実なのか夢なのか，本人にわからないこともあります．幻覚なども起こすことも知られています[5]．無用なトラブルを避けるため，女性患者の場合は，必ず女性看護師の同席をお願いして，処置を行いましょう．

文献

1）Green SM, Rothrock SG, Lynch EL, et al：SO. Intramuscular ketamine for pediatric sedation in the emergency department：safety profile in 1,022 cases. Ann Emerg Med 31：688, 1998
2）Bellolio MF, Gilani WI, Barrionuevo P, et al：Incidence of Adverse Events in Adults Undergoing Procedural Sedation in the Emergency Department：A Systematic Review and Meta-analysis. Acad Emerg Med 23：119-134, 2016
3）Larson CP Jr：Laryngospasm-the best treatment. Anesthesiology 89：1293-1294, 1998
4）Deitch K, Miner J, Chudnofsky CR, et al：Does end tidal CO2 monitoring during emergency department procedural sedation and analgesia with propofol decrease the incidence of hypoxic events? A randomized, controlled trial. Ann Emerg Med 55：258, 2010
5）Bowdle TA, Radant AD, Cowley DS, et al：Psychedelic effects of ketamine in healthy volunteers：relationship to steady-state plasma concentrations. Anesthesiology 88：82-88, 1998

3 合併症から何を学ぶのか

合併症対策は国際的には最も重要視される医療評価である

US エアウェイズ 1549 便の事故では，事故原因の検証が徹底的に行われました．その結果，航空機がカナダガンという大型の鳥の群れに衝突し，両エンジンに鳥が入り込んだことが原因であると判明しました．

ニューヨーク周辺では，カナダガンが繁殖し，航空機の衝突による多数の航空機事故が発生していました．この事故を契機に，空港周辺からの巣の移動や，間引きなどの対策が取られるようになりました．このような事故の検討は，航空機事故では，被害が重いものだけでなく，すべての事例で行われています．

鎮静における合併症発生時はどうでしょうか？　鎮静中に，思いがけない合併症が発生したとします．しかし，蘇生がうまくいき，患者さんは無事に退院しました．それで終わりでしょうか？　発生原因の究明と，対策を考え，実行しなければいけません．うやむやにしたり，誰か個人のせいにしたりすることは避けないといけません．

医療事故のほとんどは，多様な要因が重なって発生しています．鎮静においてもそれは同様です．合併症が発生した症例や，発生しそうになった症例をもとに，システムの改善につなげなければいけません．

合併症発生の院内での報告及び記載は，JCI（Joint Commission International）という，国際的な医療評価団体でも重要視されています．病院全体で，PSA を管理し，合併症を記録していない場合は，認証が受けられません[1)]．

予防はきわめて重要です．処置前の評価，それに基づいて作成する鎮静計画，そして適切なモニタリングは必須です．それなしで，鎮静を行うのは論外でしょう．

しかし，どれだけ予防しても，完全に合併症は予防できません．合併症が発生した場合に，落ち着いて対応出来るように，準備が必要です．Sullenberger 機長の例のように，日頃のトレーニングと勉強が，患者を救います．そして，合併症が発生した際には，発生原因の究明とシステムの改善をすることこそが，次の合併症の発生を防ぐために必要です．

Q&A

Q 合併症が発生したときの蘇生に自信がありません．どうすればよいでしょうか？

A 自己を過大評価せず，常にある程度「怖い」と思いながら行うのは，決して間違ったことではないと思います．しかし，現実の問題として，毎回麻酔科をコンサルトするという訳にもいかないでしょう．

鎮静に伴う合併症は，ほとんどBLSで学習するような基本的な手技で対応可能です．しかし，稀にですが，気管挿管などのより高度な気道管理が必要になることがあるので，鎮静の場に，最低1人はACLSを実施できる人が必要です．BLSやACLSのコースを受講する，またよりPSAに特化したシミュレーションコースを受講するなどの方法が，自信をもって鎮静を行うことや，患者さんの安全のためにも有効でしょう．

Q 合併症に関するデータは，海外のデータばかりです．日本にも，そのようなデータが当てはまるのでしょうか？

A 残念ながら，日本でのPSAのデータ，特に合併症の発生率などに関するデータは限られています．日本では，高齢者に鎮静を行うことが多いことや，使われる薬剤も違うことなどから，海外のデータが日本での鎮静に当てはまるかは不明です．日本におけるデータ収集と解析が必要です．

文献

1）野村岳志：JCI(Joint Commission International)基準の鎮静管理．日本臨床麻酔学会誌 34：275-280, 2014

4 局所麻酔薬中毒

本書では，鎮静剤の必要量を少なくするために，多様な所で局所麻酔の使い方について解説しています．本書の対象であるPSAで用いる薬剤とは直接関係はありませんが，痛みを伴う処置をする際には避けて通れないのが，局所麻酔薬です．そこで，局所麻酔薬による中毒，local anesthetic systemic toxicity（LAST）について説明します．

頻度は低いが，危険な合併症

問題になるLASTの発生頻度は末梢神経ブロックで7.5～20/10,000件，硬膜外ブロックで4/10,000件くらいであるとの報告があり，決して高い頻度ではありません．

しかし，発見が遅れ重症になった場合には，ショックや心停止に陥る危険性があり，予防と早期発見，そして迅速で適切な蘇生処置が必須となります．

LASTは局所に投与された局所麻酔薬が周囲の血流に入り，局所麻酔薬の血中濃度が上がることによって発生します．症状は多彩ですが，血中濃度が高ければ高いほど危険な症状が現れます（図6-8）．典型的には初期症状から始まって徐々に重症になっていくのですが，誤って局所麻酔薬が血管内に投与されると血中濃度が一気に上がり，あっという間に痙攣を起こすこともあります．多弁や口の痺れなどの軽度の症状や所見ですぐに気づくことが理想的です．特に多弁は特徴的です．しかし鎮静中では，それらの症状に気づきにくくなる可能性があります．そういう事態に備え，呼吸様式や体動の変化に注意を払い，モニター機器（例：不整脈にはECG）をつけておくなどの対策をしておくと，早期に気づきやすくなります〔Part 3「モニタリング」参照（p 47）〕．

LAST発生時の対処法

もしLASTが発生してしまった場合は，落ち着いて下記を行ってください．

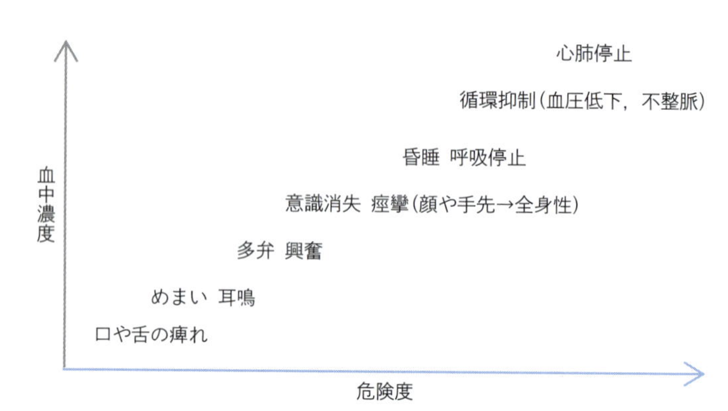

図 6-8　局所麻酔中毒の症状

①助けを呼ぶ
②気道確保，100% 酸素投与
③痙攣のコントロール（ベンゾジアゼピン系薬剤）
④循環動態のコントロール（細胞外液の輸液，昇圧薬の使用*，不整脈の治療など）

*心停止時は，通常よりも少なめのエピネフリン（<1 μg/kg）を用いる（不整脈のリスクが上昇するため）．

BLS，ALSの知識があればとりあえず対処可能です．まずはABCが基本です．重度のLASTに対する治療として，20% 脂肪製剤の投与が推奨されています（動物実験では有効性が示されていますが，ヒトを対象としたエビデンスは，症例報告などに限られています）．

LAST治療の詳細は本項では割愛しますが，米国区域麻酔学会がLAST治療のチェックリストをWeb公開していますので，ぜひ参考にしてみてください[1]．

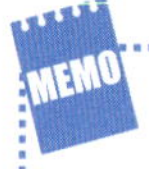

重度のLASTに対する治療

- 20% 脂肪製剤（イントラリピッド® 輸液 20%）を可能な限り早期に投与
- 初回投与は 1.5 mL/kg 静注，その後 15 mL/kg/時で持続する
- 循環動態が回復しない場合は，3〜5 分間隔で初回投与量を追加する
- 総投与量は 10 mL/kg（最初の 30 分間）に留める

表 6-4 代表的な局所麻酔薬の中毒量と極量(mg/kg)

薬剤名	エピネフリンなし中毒量	エピネフリンなしの極量	エピネフリン入り中毒量	エピネフリン入り極量
プロカイン	8	10	10	12
リドカイン*	4.5	6	7	10
メピバカイン	5	8	7	10
ブピバカイン	2	3.5	3	5.5
ロピバカイン	2.3	4	2.3	4

*例：体重 60 kg の患者の場合，エピネフリンなしリドカインの中毒量は 4.5 mg/kg×60 kg=270 mg となる．1% リドカイン製剤(10 mg/100 mL)であれば，27 mL=270 mg である．そのため，投与量は 27 mL を超えてはいけない．ただし異なる濃度の製剤があることに注意が必要．
添付文書上は「通常，成人に対してリドカイン塩酸塩として，1 回 200 mg(0.5% 液 40 mL，1% 液 20 mL，2% 液 10 mL)を基準最高用量とする．ただし，年齢，麻酔領域，部位，組織，症状，体質により適宜増減する」とある．

表 6-5 LAST のリスク因子

- アシドーシス
- 腎不全・肝不全
- 高齢者
- 妊婦
- 循環血漿量減少
- 高カリウム血症

何よりも予防が重要！

とはいっても，まずは何よりこんなことにならなくていいようにしたいですね．局所麻酔薬を投与する際は①血管内に入れない，②血流が豊富な組織では慎重に投与，③大量に入れない(表 6-4)，④LAST のリスク因子がないか確認する(表 6-5)，などを心がけるようにしましょう．

文献

1) 米国区域麻酔学会 Web サイト https://www.asra.com/advisory-guidelines/article/3/checklist-for-treatment-of-local-anesthetic-systemic-toxicity[2016 年 9 月 30 日閲覧]

Part 7

状況別の鎮静・鎮痛

1 救急外来

Quote

Before everything else, getting ready is the secret of success.
成功の秘訣は，何よりもまず，準備すること．

フォード・モーター創設者：Henry Ford

Point

- ☑ 救急外来におけるPSAは一般外来に比べてリスクが高い
- ☑ 処置の緊急度と患者の状態，PSA自体のリスクの3つが重要なファクター
- ☑ 処置の種類や患者背景により，鎮静・鎮痛を最適化する
- ☑ 鎮静の前に準備すべきヒト・モノをそろえる
- ☑ 起こりえる合併症とその頻度
- ☑ 帰宅時の注意点

救急外来におけるPSAとは

救急診療においては，苦痛を伴う検査や治療が少なからず存在します．苦痛には疼痛という身体的な苦痛のほか，不安・恐怖心などの精神的苦痛も含まれます．これらの苦痛を可能な限り和らげて診療を進めたいものです．

また，処置時の鎮静および鎮痛(PSA)は，治療戦略の一環として捉えるべきで，苦痛の緩和のみならず，処置に必要な時間を短縮したり，処置の成功率を上げたり，患者の想定外の体動により医療者や患者自身を傷つけるリスクを減らしたりするといわれています．

表 7-1　救急外来で鎮静・鎮痛下に行われることのある処置の例

骨折や脱臼の整復
小児の創傷処置(縫合など)
広範な熱傷処置
上部消化管内視鏡
胸腔ドレーン挿入
不穏の患者や協力の得られない患者の画像検査
除細動
意識下挿管
人工呼吸管理(NIPPV 含む)

〔Adams JG, Barton ED, Collings JL, et al (eds)：Emergency Medicine：Clinical Essentials, 2nd ed. Sanders, 2012, BOX 10.1 を改変〕

米国救急医学会は，PSA のスキルは救急専門医研修で養うべき“Core competency”(中核となる能力)の 1 つである，としています．そしてその能力には，万が一のときの呼吸・循環管理の能力も含まれます[1]．表 7-1 に救急外来で鎮静・鎮痛下に行われることのある処置の例を示します[2]．

救急外来と一般外来の違いを認識する

まず，一般外来における鎮静と救急外来における鎮静の違いを理解する必要があります．表 7-2 にみるように，救急外来は一般外来と比べて，不利な条件が多いことに注意すべきです[3]．

鎮静・鎮痛の事前の評価・準備をし，処置の緊急度を把握する

救急外来における PSA の際には，事前の評価や準備が重要となります．

病歴聴取のポイントは AMPLE＋ASA 分類(p 38)になります．

ほとんどの鎮静および鎮痛に関わる薬剤は血圧低下をきたしうるため，出血や脱水のある患者では特に注意すべきです．また，コントロール不良の喘息や COPD のある患者では低酸素・低換気のリスクが上がります．その他，肝疾患のある患者は薬剤の代謝が多様に変わり，薬剤の効果発現の仕方を予測することが困難になることがあります．また，薬物中毒や急性アルコール中毒の患者で意

表 7-2　一般外来と救急外来における PSA の違い

	一般外来	救急外来
タイミング	予定されている	予定外である
患者背景	絶飲食である	絶飲食でないことが多い
循環動態	安定している	安定していないこともある
患者群	低リスク群がほとんど	低～高リスク群
もともとの疼痛や処置に伴う疼痛/苦痛	軽度であることが多い	強いことが多い
鎮静の緊急度	低いことが多い 場合によっては延期も可能	高いことが多い
必要とされる鎮静度	浅い鎮静であることが多い	中等度以上であることが多い

(Tintinalli JE, Stapczynski O, Ma OJ, et al：Tintinalli's Emergency Medicine：A Comprehensive Study Guide, 8th ed. McGraw-Hill Education/Medical, 2015, Table 37-2 を改変)

識レベルの悪い患者は低酸素や低換気のリスクが高いと考えられ，場合によって延期したほうがよいこともあるでしょう[3)].

次に，身体所見や場合によっては血液検査などで，さらに事前評価を進めます．換気困難の指標 MOANS，挿管困難の指標 LEMONS，病態困難予測の指標としての HOP などの語呂合わせを利用するとよいでしょう[4)]．評価については，Part 2「処置前の評価と準備」(p 27)を参照してください．

また，同時に緊急度も考慮する必要があります．致死性不整脈のカルディオバージョンや重症頭部外傷の頭部 CT，血管損傷を伴った骨折や脱臼の整復などは，それらを施行するのに PSA が必要と判断された場合には事前の準備や患者評価もさることながら，PSA 自体も緊急で行う必要があります．逆に，汚染創でない/出血がコントロールされている創の創傷処置などは緊急度が低いことが多く，より事前の準備や患者評価に時間をかけ，ベストなタイミングで鎮静・鎮痛をすればよいのです．このように，救急外来において緊急度という時間軸を常に意識することが大切です(図 7-1)[2)].

処置の種類や患者背景により，PSA を最適化する

担当医は，鎮静と鎮痛の必要性・起こりえる合併症・鎮静/鎮痛を行うメリット・代替手段について検討して，患者ごとに個別化して適応を考える必要があり

MOANS BVM による換気困難の予測因子

Ⓜask seal	マスクをあてるときの阻害要因(髭，出血など)
Ⓞbesity	肥満
Ⓐge(≧55)	高齢者
Ⓝo teeth	歯牙欠損
Ⓢtiff lungs	換気障害を起こすような疾患の有無(喘息，妊娠など)

LEMONS 気管挿管困難の予測因子

Ⓛook externally	外見的に無理そうでないか
Ⓔvaluate the 3-3-2 rule	3-3-2 ルールを評価
Ⓜallampati	Mallampati 分類
Ⓞbstruction	気道閉塞
Ⓝeck mobility	頸部可動性
Ⓢaturation	酸素飽和度

HOP 病態困難の予測因子(救急外来では特に重要)

Ⓗypotension	低血圧
Ⓞxygenation	酸素化
ⓅH↓	アシドーシス(代償としての頻呼吸を含む)

ます．個別化には，患者の年齢や性格(痛みへの強さ)，処置に伴う苦痛の予測・体動を抑える必要性の有無・筋弛緩の必要性の有無(脱臼整復時)なども考慮します．何も経静脈的薬剤投与のみが，PSA の方法なのではありません．局所麻酔の仕方(細い針の使用・注射速度を遅くする・神経ブロックなど)の工夫のみで十分な場合もありますし，特に小児においてはアニメの動画や絵本などが効果的であることもあります．薬剤の全身投与が必要かどうか，施行前によく考えましょう．そして，全身投与が必要と判断した場合は，次に必要な鎮静レベルを考えましょう．表 1-2(p 7)に施行する検査や治療に要する鎮静レベルの一例を示しましたが一例であり，患者の背景により，より浅くするほうがよかったり，反対により深くするほうがよかったりすることもあるので注意してください．

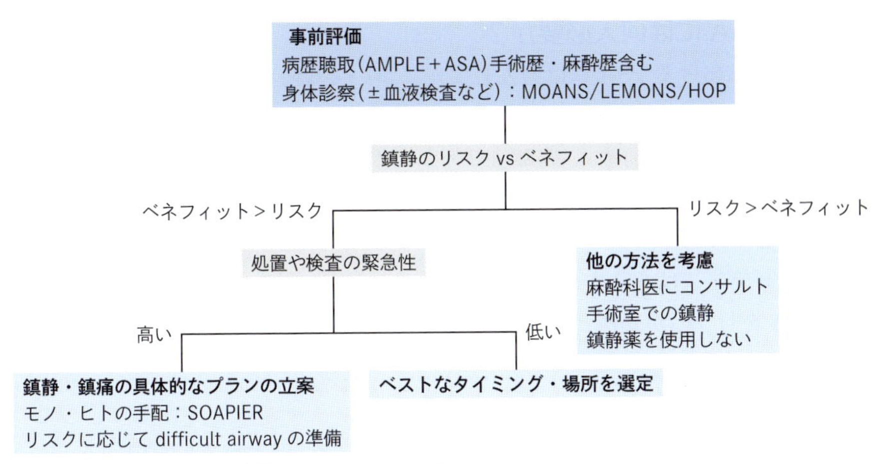

図 7-1　救急外来での鎮静のフローチャート

〔Adams JG, Barton ED, Collings JL, et al (eds)：Emergency Medicine：Clinical Essentials, 2nd ed. Sanders, 2012 を改変〕

鎮静の前に準備すべきモノ・ヒトをそろえる

モノ：SOAPIER＋鎮静・鎮痛に必要な薬剤

想定した鎮静の深さ以上に鎮静が深くなってしまったときや，血圧低下・低酸素・低換気・不整脈などの合併症が起きたときにも対応できるように下記のモノを準備するとよいでしょう(p 41 を参照).

物品準備のための SOAPIER

Suction	吸引器具
Oxygen	酸素投与器具
Airway stuff	気道確保用器具
Pharmacy stuff	薬剤
IV-line	静脈ライン
Equipment	モニター機器
Rescue	急変時用の物品

鎮静・鎮痛の薬剤の詳細に関しては，Part 4「薬剤の特徴と使い分け」を参照(p 67).

ヒト：PSA には何人必要か？

救急外来における PSA には何人必要かについて現時点で明確なエビデンスはありません．米国救急医学会は，少なくとも 2 人〔患者をモニターする人(医師または看護師)＋手技を行う人(医師)〕で行うことを推奨しています．鎮静に関わる少なくとも 1 人の医師は，鎮静の薬剤使用法と気道・循環管理に熟練していなければなりません[1]．

強いエビデンスはありませんが患者のリスクが高い場合は，複数の医師＋看護師で PSA を行うのが妥当と考えます．

EBM

救急医 1 人とモニタリングに専念する看護師 1 人による PSA は安全とされている．合併症発生率は 4.0% で，無呼吸・低酸素・血圧低下などが含まれる[5]．

起こりえる合併症とその頻度

一般に救急外来における PSA に関する合併症の頻度は低く，きちんと事前評価と準備をすれば安全に施行できるといわれています．2016 年の Bellolio らによるシステマティックレビューでは 2005 年から 2015 年までの期間の救急外来での処置時の鎮静に関連する 55 論文がレビューされ，計 9,652 例の処置時の鎮静について合併症の頻度などを明らかにしています[6]．それによると，頻度の高い合併症は，順に低酸素(4.0%)・嘔吐(1.6%)・血圧低下(1.5%)でした．緊急の介入が必要であったより重篤な合併症の頻度は喉頭痙攣(0.42%)・誤嚥(0.16%)で，気管挿管となったのは 0.16% でした．この論文では 18 歳未満の症例は除外されており，鎮静レベルは中等度～深鎮静に限られていることには注意が必要です．

帰宅時の注意点

処置が終わったあとも意識レベルや呼吸循環がベースラインに戻るまではモニタリングを続けます．どのくらい経過観察すればよいかは，どの薬剤をどれくらい使用したか・患者自身の薬剤への反応性・処置にかかった時間・鎮静および鎮痛に関わる合併症が起きたか否かなどに依存します．フルマゼニルやナロキソンなどの拮抗薬を使用した場合は一度回復したようにみえても，拮抗薬の効果が切れたあと再鎮静になる可能性があるため注意が必要です．帰宅基準をあらかじめ自施設で作成しておくことが望ましいです．その際，帰宅可能な状態かを体系的に評価するために，modified Aldrete Score などの評価ツールも使用してもよいでしょう(表 1-4，p 16)．また，救急外来にどうやって来たかも把握すべきです．帰宅可能となった場合も，患者に，自分自身で自転車や自動車を運転して帰らせてはいけません．必ず，誰かに迎えに来てもらうようにします．すべてがベースラインに戻って帰宅可能と判断された場合も，呼吸症状や嘔気嘔吐などなにか症状があれば再度来院するように伝えることも重要です．帰宅後の注意事項や病院の連絡先を書いた紙などをあらかじめ準備しておくとよいでしょう．

最後に，手技記録に加えて，鎮静に関する記録，患者/家族への説明事項などをカルテに必ず記載しておくことも重要です．

Q&A

Q 処置に対する鎮静と画像検査時の鎮静の違いは何ですか？

A 救急外来での処置の多くは疼痛を伴います．したがって，薬剤選択の際，鎮痛の要素を考慮に入れる必要があります．他項にもあるように，ケタミンは鎮痛効果も有するのでよい選択になるかもしれません．フェンタニルなどを組み合わせて使用することも選択肢の1つとなります．局所麻酔ができる処置の場合(縫合や切開排膿・腰椎穿刺・胸腔ドレーン挿入など)は局所麻酔を十分効かせることは重要です．神経ブロックなども可能であれば有効な手段になりえます．

他方，CT や MRI といった画像検査では基本的に疼痛はありませんが，評価に値する画像を得るためには患者の不動化が重要になります．こちらでは，不随意運動をしばしば引き起こすケタミンは使用しづらいでしょう．ミダゾラムやプロポフォールのほうが，この点では優れているといえます．

その他，鎮静を要するであろう時間の予測に関して，画像検査の場合は検査時間はモダリティーや検査部位によりある程度予測可能ですが，処置の鎮静の場合は処置の種類や病態・術者の技量などに大きく依存します．そのため，鎮静を要する時間を予測しづらく鎮静のプランを立てることが難しい場合もあります．

文献

1）Godwin SA, Burton JH, Gerardo CJ, et al：Clinical policy：procedural sedation and analgesia in the emergency department. Ann Emerg Med 63：247–258, 2014
2）Adams JG, Barton ED, Collings JL, et al（eds）：Emergency Medicine：Clinical Essentials, 2nd ed. Sanders, 2012
3）Tintinalli JE, Stapczynski O, Ma OJ, et al：Tintinalli's Emergency Medicine：A Comprehensive Study Guide, 8th ed. McGraw-Hill Education/Medical, 2015
4）志賀隆，林寛之（監）：必勝！気道管理術—ABC ははずさない．学研メディカル秀潤社，2014
5）Hogan K, Sacchetti A, Aman L, et al：The safety of single-physician procedural sedation in the emergency department. Emerg Med J 23：922–923, 2006
6）Bellolio MF, Gilani WI, Barrionuevo P, et al：Incidence of Adverse Events in Adults Undergoing Procedural Sedation in the Emergency Department：A Systematic Review and Meta-analysis. Acad Emerg Med 23：119–134, 2016

2 CT/MRI 撮影時

Point

- ☑ MRI 室の特殊性を理解する
- ☑ 誰が，どこで，どのようにモニタリングするべきかを理解する

CT/MRI 検査時の鎮静について

近年のコンピューター断層撮影法(CT)や磁気共鳴画像(MRI)などの画像機器の進歩は目覚ましいものがあります．それにより，膨大で詳細な画像情報が得られるようになり，それらの情報をもとに診療方針が決定されることが多くなってきました．

CT に関しては，最新の 320 列マルチスライス CT などでは，1 回転で 16 cm の範囲を 0.3 秒程度で撮影可能なものも登場しました．小児や高齢者など息を止めるのが困難な患者や動いてしまう患者でも，かなり正確な画像が得られるようになってきました．小児でかつ造影剤使用時など検査時間が長くなる場合や，不穏状態の患者などを除けば，CT 撮影において鎮静が必要な機会は減少していくことが予想されます．

他方，MRI に関しては，騒音の小さい MRI などが開発されてきてはいますが，依然撮影には約 20～40 分程度の時間がかかります(撮影目的により撮影時間は変わります)．そのため，CT と比較して鎮静が必要になる機会も多いでしょう．

この項では，主に鎮静に際の MRI の特殊性とモニタリングについて述べたいと思います．

MRI 室の特殊性を理解する

MRI 検査では，評価に値する画像を得るためには患者の不動化が必要となります．とりわけ小児患者では検査中ずっと安静を保っていることは不可能に近いといえます．そのため，小児患者(特に幼児期くらいまでの小児)では鎮静が必要となるケースが多いのが現実です．

現在使用されているMRIのほとんどはトンネル構造をしており，患者へのアクセスは悪くなります．また，MRI室は暗所であり，検査時には騒音があります．それらのことにより，患者の生理学的状態の観察が困難になります．また，磁性体の医療機器は持ち込めないため，通常のモニターや輸液ポンプ，酸素ボンベ，除細動器，救急カートなども使えません．これらのことにより異常の早期発見が難しく，発見できても対応が遅れがちになる可能性があるといえます．2010年に日本小児科学会医療安全委員会が小児科専門医研修施設に対して行った「MRI検査を行う小児患者の鎮静管理に関する実態調査」[1)]では，子どもの鎮静で何らかの合併症を経験した施設が147/416施設(35%)でした．合併症の内訳は，呼吸抑制が75/416施設，呼吸停止が73/416施設，徐脈が21/416施設，心停止が3/416施設でした．

鎮静に影響するMRI検査の特殊性

- 患者の不動化が必要
- 激しい騒音が長時間続く
- トンネル構造で，患者の観察が難しい
- 磁性体の医療機器を持ち込めない

2013年5月に，日本小児科学会，日本小児麻酔学会，日本小児放射線学会は共同で「MRI検査時の鎮静に関する共同提言」[2)]を発表し，小児患者のMRI検査のための鎮静をより安全にするための基準を示しました．こちらは，小児の鎮静に関わる医師やコメディカルの方々は是非読まれるとよいでしょう(付録7，p 240)．

モニタリングについて

誰がモニタリングするか？

米国放射線医学会はモニタリングする人員について推奨を出しており，参考までに一部を紹介します[3)]．

- 鎮静中，患者のモニタリングに専念する医師または看護師を配置する．
- 所属施設により，許可を与えられている者がモニタリングする．

- 有効なACLS(advanced cardiovascular life support：二次救命措置)の資格またはそれに相当する資格を有する．患者が小児であればPALS(pediatric advanced life support：小児二次救命措置)の資格をもつ．
- 鎮静薬の使用法/副作用，鎮静の合併症，拮抗薬についての知識を有する．
- バイタルサインのモニタリングと合併症の初期治療に関する知識と経験を有している．

どこでモニタリングするか？

鎮静下でのMRI検査に際し，患者のモニタリングに専念する医師または看護師は，検査室内または操作室内で患者の様子やバイタルサインを監視しなければなりません．「MRI検査時の鎮静に関する共同提言」では，操作室内から患者を監視する場合，2方向以上からのモニターカメラで観察することが強く推奨されています．

どのようにモニタリングするか？

「MRI検査時の鎮静に関する共同提言」では，パルスオキシメーターは鎮静を行ううえで必須のモニターである，と位置づけられています．MRI室にはMRI対応のパルスオキシメーターが常備され，正常に作動することを日々確認している必要があります．ここで注意すべきことは，酸素飽和度は酸素化の指標であって，換気の指標ではない，ということです．特に検査中に酸素投与を行っている場合は，換気障害に伴う高二酸化炭素血症や呼吸性アシドーシスがあっても酸素飽和度は比較的高値に保たれることがあります．換気障害をいち早く見つけるためには，呼吸様式(胸郭の動きや呼吸数)を観察することが必要ですが，実際は難しいことも多いです．そのために呼気終末二酸化炭素のモニタリングが有用といわれています．米国麻酔学会は，MRI検査のために深鎮静を行うすべての患者は呼気終末二酸化炭素のモニタリングを考慮すべきであると提言しています[4)]．さらに，MRI対応の心電図モニターなど，MRI対応の医療機器は次々と登場してきているので，自施設にある機器をもとにモニタリングのプロトコールを作成するとよいでしょう．最後に，MRI検査中および検査前後の鎮静に関する記録をしっかりカルテ上に残しておくことも忘れてはなりません．

Q&A

Q CT や MRI 検査時の鎮静に使用される代表的な薬剤について，具体的な投与量と投与方法を教えてください.

A 以下に代表的な薬剤について使用法の一例をお示しします．ここで紹介する薬剤のピックアップの際には，前出の「MRI 検査時の鎮静に関する共同提言」[1]と英国の NICE のガイドライン[5]，さらに MRI 検査時の鎮静に関する 2 つの総説[6,7]を参考にしました．ここで取り上げた薬剤について，添付文書と一部異なる用法となる可能性があることに留意してください．

●トリクロホスナトリウム(トリクロリール® シロップ 10%　100 mg/mL)

対象	主に小児
禁忌	抱水クロラール過敏症，急性間欠性ポルフィリン症
副作用	無呼吸，呼吸抑制
使用法	経口投与 新生児：0.5 mL/kg　乳幼児・小児：0.5～1 mL/kg，総量 20 mL まで[8]
最大効果時間	30～60 分
作用持続時間	2～8 時間[9]

●抱水クロラール(エスクレ®)

対象	主に小児
禁忌	抱水クロラール過敏症，急性間欠性ポルフィリン症
副作用	無呼吸，呼吸抑制
使用法	直腸内 新生児：25 mg/kg(1 回のみ) 乳幼児・小児：25～50 mg/kg(必要に応じて 30 分後に 25～50 mg/kg 再投与可)[8]，総量 1,500 mg まで 坐薬(250・500 mg)と注腸用の 500 mg/キットがある
最大効果時間	30～60 分
作用持続時間	2～8 時間[9]

- トリクロリールとエスクレは同じ代謝産物となるため，併用する場合は各々初回量の半分量とするなど十分注意する．
- 効果発現まで時間がかかるため検査の20～45分くらい前に投与する[9]．
- 作用持続時間が長いため，外来で使用時には帰宅の判断は特に慎重に行う．

●ミダゾラム（ドルミカム®）

対象	小児＋成人
副作用	呼吸抑制・血圧低下・興奮
使用法	静注 生後6か月～5歳：0.05～0.1 mg/kg　2～3分ごとに追加投与可　総量6 mgまで[8] 5歳～12歳：0.025～0.05 mg/kg　2～3分ごとに追加投与可総量10 mgまで[8] 12歳以上＋成人：0.5～2 mg　2～3分ごとに追加投与可[8]
最大効果時間	2～3分
作用持続時間	30分
拮抗薬	フルマゼニル（アネキセート®）静注（初回投与量：小児0.01 mg/kg　成人0.2 mg）

●プロポフォール（ディプリバン®）

対象	小児＋成人
禁忌	卵/大豆アレルギー 小児の集中治療における人工呼吸中の鎮静のための長期大量投与は禁忌． （小児へのプロポフォールの投与に関する日本における社会的な問題の詳細は他項を参照）
副作用	血管痛・血圧低下・呼吸抑制
使用法	静注 小児：0.5～1 mg/kg　1～2分かけて投与　追加投与は0.5 mg/kgを60秒以上あけて　持続投与50～100 μg/kg/分（深鎮静量）[9] 成人：0.5～1.5 mg/kg 追加投与は0.2～0.5 mg/kgを30秒ごと　持続投与1.0～5.0 mg/kg/時
最大効果時間	30秒
作用持続時間	5分間

文献

1）日本小児科学会小児医療委員会：MRI 検査を行う小児患者の鎮静管理に関する実態調査(委員会報告)日本小児科学会雑誌 117：1167-1171, 2013

2）日本小児科学会，日本小児麻酔学会，日本小児放射線学会：MRI 検査時の鎮静に関する共同提言．2013(2015 一部修正)

3）ACR-SIR Practice Parameter for Sedation/Analgesia. http://www.acr.org/~/media/ACR/Documents/PGTS/guidelines/Adult_Sedation.pdf[2016 年 9 月 30 日閲覧]

4）Practice advisory on anesthetic care for magnetic resonance imaging：an updated report by the american society of anesthesiologists task force on anesthetic care for magnetic resonance imaging. Anesthesiology 122：495-520, 2015

5）Sury M, Bullock I, Rabar S, et al：Sedation for diagnostic and therapeutic procedures in children and young people：summary of NICE guidance. BMJ 16：341：c6819, 2010

6）Arthurs OJ, Sury M：Anaesthesia or sedation for paediatric MRI：advantages and disadvantages. Curr Opin Anaesthesiol 26：489-494, 2013

7）Schulte-Uentrop L, Goepfert MS：Anaesthesia or sedation for MRI in children. Curr Opin Anaesthesiol 23：513-517, 2010

8）安次嶺馨，我那覇仁：小児科レジデントマニュアル，第 3 版．p 612，医学書院，2015

9）清水直樹，上村克徳，井上信明：トロント小児病院救急マニュアル．pp 446-447，メディカルサイエンスインターナショナル，2010

3 上下部消化管内視鏡

Quote

家に帰るまでが遠足，生きて帰るまでが戦い

烈車戦隊トッキュウジャーVS キョウリュウジャー THE MOVIE・鈴樹来斗(トッキュー1号)

Point

- ☑ 検査・治療の種類で鎮静目標は異なる
- ☑ 鎮静薬の特徴を知る
- ☑ 安易な拮抗薬の使用は控える
- ☑ 大酒家は鎮静が不安定
- ☑ 鎮静終了後もいつも通りの日常生活ができると判断できるまでは経過観察する

消化管内視鏡を行う際に鎮静および鎮痛を行うことは有用です．診断の質の向上や治療の達成度，内視鏡医の満足度も高いことが示されています[1]．一方，高齢者[2]，細径スコープ(6 mm 以下)[3]，経鼻内視鏡の場合は鎮静を行わなくても十分な内視鏡検査が可能です．つまり，内視鏡を行う際に鎮静および鎮痛は決して“必要不可欠”というわけではなく，鎮静および鎮痛に関する利点・欠点をよく理解し，適応について吟味する必要があります．また，PSA の合併症については処置終了後にも起こることがあります．処置終了後の経過観察も重要です．

これまでに総論で評価・準備，薬剤，合併症，処置後のケアについて述べていますが，このような一般的な事柄は消化器内視鏡にも当てはまります．詳細については各章を参照してください．

この項では内視鏡に関するエビデンスを含めて，やや specific に説明していきます．

内視鏡時の目標深度

内視鏡手技の苦痛軽減，患者満足度，手技者の満足度，呼吸器や循環器の合併症を考慮する必要があります．また，手技後に帰宅する場合も考えると，回復ま

表 7-3　消化器内視鏡のための PSA 施行時のモニタリング

モニタリング機器	必要度	特徴
酸素飽和度モニター	全例	呼吸抑制発生から低酸素血症になるまでにタイムラグがあるため注意
血圧	できれば全例．重症患者やプロポフォール使用時は必須	基本的には持続的な血圧モニター
心電図モニター	心血管疾患，不整脈，重症患者には必要	基本的にはすべての患者で推奨される
カプノグラフィ	できれば全例．深鎮静時は特に必要	無呼吸の発見が早い．上下部消化管内視鏡に関してはエビデンス不足．ERCP と EUS には有用
BIS モニター	不要	基本的には臨床的アウトカムの改善はない

での時間は短いほうが望ましいです．これを達成できる鎮静深度を目標にする必要があります．

一般的な検査目的の上部・下部内視鏡の目標深度は中等度鎮静(moderate sedation：意識下鎮静)でしょう．治療内視鏡の一部〔ESD(内視鏡的粘膜下層剝離術)や ERCP(内視鏡的逆行性胆管膵管造影)など〕は時間を要し苦痛も大きいため，深い鎮静(deep sedation)が必要になります．目標深度より深い鎮静は呼吸抑制や循環抑制が生じうるため注意が必要です(図 1-4，p 6)．中等度鎮静と深い鎮静の最も簡単な見分け方は「問いかけや刺激に対する患者の反応」であり，頻回の患者への声かけと反応の確認がなにより重要です．

消化管内視鏡施行時のモニタリングについて表 7-3 にまとめました．

EBM

263 名の RCT[4] で，待機的な ERCP，EUS に対してカプノグラフィを使用すると，低酸素血症および無呼吸の割合は減少した(低酸素血症：69% vs 46%，無呼吸：63% vs 41%)．

状況別の鎮静薬・鎮痛薬の使い分け

上部消化管内視鏡

上部消化管内視鏡検査では，鎮静薬の使用により患者満足度が高くなります[2]．ベンゾジアゼピン系鎮静薬にはジアゼパム，フルニトラゼパムなどもありますが，最も使用されているのはやはりミダゾラムでしょう．ミダゾラムはジアゼパムと比較して，呼吸循環抑制・患者満足度・術者満足度は変わらず，静脈刺激性は少なく，健忘効果は高くなっています[2]．逆に注意する点としては，健忘効果が強いため検査中や検査直後の説明は覚えていないかもしれません．

プロポフォールについてはミダゾラムと比較して，患者満足度・再検査希望率・検査記憶消失率および呼吸循環抑制に有意な差は認めませんでした[1]．ただ，鎮静からの回復時間はプロポフォールのほうが有意に短くなっており，短時間で終わる上部消化管内視鏡検査においては有用です．

ペチジン(オピスタン®)は鎮痛作用だけでなく，咽頭反射の抑制作用もあります．ミダゾラムにペチジンを追加した場合，患者満足度・呼吸循環抑制は変わらなかったようですが，施行医の満足度は高くなりました．しかし，追加群では予期しない deep sedation も発生しています．

通常の上部消化管内視鏡検査では鎮痛薬の追加が必要になることは多くないかもしれません．しかし，咽頭反射が強い場合や，超音波内視鏡など口径の大きい内視鏡検査では有用であり，使用する場合は deep sedation にならないよう注意しましょう．

大腸内視鏡

大腸内視鏡に用いる鎮痛薬・鎮痛薬に関しては日本のガイドライン[2]でもベンゾジアゼピン系鎮静薬の使用や鎮痛薬の併用が挙げられていますが，エビデンスが十分ではないようです．プロポフォールに関しても呼吸循環抑制が低かったとするメタアナリシス[5]や，鎮静からの回復時間や帰宅までの時間が短かったとする RCT[6]はありますが，文献の質も考慮するとまだまだ十分ではありません．

鎮痛薬の併用に関しても同様です．やはり使用する場合は deep sedation に注意しながら十分なモニタリングを行いましょう．

治療内視鏡

内視鏡治療のなかでもERCPやESDなど，苦痛を伴い，かつ安定した状態が必要な場合は鎮静が必要となり，場合によっては全身麻酔も考慮する必要があります．ベンゾジアゼピン系鎮静薬に鎮痛薬を追加も有用な選択肢の1つとなるでしょう．しかし，ERCPの際にミダゾラム＋塩酸ペチジンを用いた場合85%にdeep sedationが発生するという報告もあり[7]，内視鏡治療でも十分なモニタリングが必要なことに変わりはありません．治療時間によっては長時間作用型のジアゼパムやフルニトラゼパムもよい適応です．プロポフォールについては，やはり回復時間は短いです．また，ベンゾジアゼピン系鎮静薬は大酒家に対して脱抑制や耐性の可能性があり，この場合はプロポフォールもよい選択肢です．

緊急内視鏡

緊急内視鏡に関してはASA分類でもE表記となり，リスクが高いため，麻酔科へのコンサルトが望まれます．また，麻酔科医が不在の場合でも鎮静専用の医師を確保しておきましょう．

鎮静に関しては，緊急内視鏡に対しても基本的には有用とされています．鎮静薬・鎮痛薬の種類や量については，手技の種類，時間，患者の状態，年齢などを総合的に考慮して決定する必要があります．Part 4「薬剤の特徴と使い分け」(p 67)の記載も参照にしてください．

ただ，鎮静薬や鎮痛薬は血圧上昇などの生体防御反射を抑制してしまうため，モニター(血圧や心拍数，呼吸数，SpO_2，$EtCO_2$)や介助者によるモニタリングが必須です．緊急内視鏡となるような症例は，循環器や呼吸器の予備能が低い場合が多いため，必要であれば気道確保や気管挿管がすぐに行えるよう準備しておきましょう．

麻酔科へコンサルトをしたほうがよいケース

非緊急の場合でも表7-4の場合は鎮静・鎮痛のプロである麻酔科へコンサルトしたほうがよいでしょう[8]．1人で無理をする必要はありません．リスクを把握し，適切な専門家に，適切なタイミングでコンサルトできる能力も必要です．

表 7-4　麻酔科へコンサルトをしたほうがよいケース

・目標深度が生体防御反応に影響を及ぼすような鎮静深度(深い鎮静や全身麻酔).
・手技途中に意図せずに全身麻酔になってしまったが，PSA の継続が必要.
・高リスク患者
　ASA III 以上，困難な内視鏡手技，気道閉塞のリスクが高い(例：頭部顔面の奇形，舌・咽頭・後咽頭の腫瘍，重度の頸椎可動制限，開口障害 < 3 cm，Mallampati 分類 3 以上，舌-顎の距離 < 4 cm)

内視鏡における拮抗薬について

鎮静および鎮痛に関する拮抗薬については Part 4 で説明いたしました．では，内視鏡に対する鎮静症例に，拮抗薬は有用なのでしょうか？

有用な点は呼吸抑制を拮抗できる点です．フルマゼニル静注後 120 秒ほどで呼吸抑制を改善します．逆にいえば，投与から 120 秒程度の時間のロスがあります．また，鎮静・健忘作用に対しても拮抗するため意識レベルも改善しますが，そのまま帰宅をさせることだけはやめておきましょう．フルマゼニルの持続時間はミダゾラムの持続時間より短いです(表 7-5，6)[9]．そのため，再鎮静が生じてしまいます．そのため回復室などで経過観察することをお勧めします．そして帰宅時には運転はしない，できるだけ 1 人で帰らない，などの注意点を再度行うことを忘れないでください．

オピオイド拮抗薬であるナロキソンは鎮静，鎮痛，呼吸抑制などを減弱させます．ただ，こちらも効果持続は 60 分程度であり，再鎮静には注意が必要です．また，日本には少ないかもしれませんが，オピオイド依存症の患者の場合，離脱症状を引き起こす可能性があります．また，ナロキソン自体にも呼吸抑制と鎮静の作用があり，安易な使用は控えたほうがよいでしょう．

拮抗薬の使用例

適切な例
・ミダゾラム使用後に，呼吸抑制が発生．BVM での換気は可能だが，人手が少ない．

不適切な例
・処置終了したが，まだ患者が起きない．覚醒を早めるために拮抗薬使用し帰宅．
　⇒再鎮静の危険性がある．
・PSA 時に呼吸抑制が発生．BVM での換気がうまくできず，SpO_2 も低下してきている．
　⇒拮抗薬の効果発現まで 2 分ほど時間がかかる．何らかの気道保護デバイスの使用を．

表 7-5　内視鏡でよく用いられる鎮静薬・鎮痛薬

	フェンタニル	ペチジン (オピスタン®)	モルヒネ	ジアゼパム	ロラゼパム	ミダゾラム	プロポフォール
作用発現時間	5～10 分	5～10 分	5～10 分	1 分	8～15 分	30 秒～1 分	30 秒
最大効果時間	5 分	15 分	15～30 分	2～3 分	15～30 分	5～10 分	2 分
作用持続時間	1～2 時間	3～4 時間	1～6 時間	1～3 時間	8 時間	2 時間	3～5 分
代謝	肝臓	肝臓	肝臓	肝臓	肝臓	肝臓	肝臓
腎排泄率	<5%	<5%	90%	<1% 非代謝 75% 代謝物	<1% 非代謝 60～80% 代謝物	<1% 非代謝 70～75% 代謝物	70%
半減期	3～4 時間	3～4 時間	2 時間	20～50 時間	11～22 時間	1.6～3.2 時間	3～12 時間
主な副作用	呼吸抑制	呼吸抑制 気管支攣縮 低血圧 嘔気 痙攣の閾値低下	呼吸抑制 ヒスタミン遊離 気管支攣縮	呼吸抑制 静脈炎	呼吸抑制	呼吸抑制 低血圧	血管痛 呼吸抑制 徐脈 低血圧

(Wahidi MM, Jain P, Jantz M,et al : American College of Chest Physicians consensus statement on the use of topical anesthesia, analgesia, and sedation during flexible bronchoscopy in adult patients. Chest 140 : 1342-1350, 2011)

表 7-6　内視鏡でよく用いられる拮抗薬

	拮抗する薬剤	代謝	排泄	用量	効果発現時間	持続時間	注意事項
フルマゼニル	ベンゾジアゼピン	肝臓	腎	0.2 mg 静注 15 秒以上かけて 60 秒ごとに 3 mg/時まで	1～2 分	30～60 分	けいれんの閾値低下 ベンゾジアゼピン離脱 (ベンゾジアゼピン常用者の場合)
ナロキソン	オピオイド	肝臓	腎	0.1～0.2 mg 筋注/静注/皮下注 2～3 分かけて	静注 1～2 分 筋注/皮下注 2～5 分	1～4 時間	オピオイド常用者の場合，離脱症状

(Wahidi MM, Jain P, Jantz M,et al : American College of Chest Physicians consensus statement on the use of topical anesthesia, analgesia, and sedation during flexible bronchoscopy in adult patients. Chest 140 : 1342-1350, 2011)

再鎮静のリスクなどを考えると，呼吸抑制が生じた症例以外には投与について慎重に検討したほうがよいでしょう．帰りに交通事故にあった，などでは目も当てられません．家に帰るまでが遠足，生きて帰るまでが戦い，いつも通り日常生活ができるようにするまでが鎮静です．

飲酒と鎮静薬の関係

飲酒，特に大酒家の場合は適正な鎮静レベルを保つのが難しいといわれています．意識下麻酔を目標としたERCPにおいて，48％が適切な鎮静を得られず全身麻酔になったという報告があります[10)]．また，大酒家以外にも，鎮静困難の既往，ベンゾジアゼピン常用者，オピオイド常用者は適切な鎮静が困難で，ベンゾジアゼピン使用時には逆に興奮してしまう，いわゆる"paradoxical agitation"に注意する必要があります．

文献

1）McQuaid KR, Laine L：A systematic review and meta-analysis of randomized, controlled trials of moderate sedation for routine endoscopic procedures. Gastrointest Endosc 67：910-923, 2008

2）小原勝敏，春間 賢，入澤篤志，他：内視鏡診療における鎮静に関するガイドライン．Gastroenterol Endosc 55：3822-3847, 2013

3）Garcia RT, Cello JP, Nguyen MH, et al：Unsedated ultrathin EGD is well accepted when compared with conventional sedated EGD：a multicenter randomized trial. Gastroenterology 125：1606-1612, 2003

4）Qadeer MA, Vargo JJ, Dumot JA, et al：Capnographic monitoring of respiratory activity improves safety of sedation for endoscopic cholangiopancreatography and ultrasonography. Gastroenterology 136：1568-1576, quiz 819-820, 2009

5）Qadeer MA, Vargo JJ, Khandwala F, et al：Propofol versus traditional sedative agents for gastrointestinal endoscopy：a meta-analysis. Clin Gastroenterol Hepatol 3：1049-1056, 2005

6）Ulmer BJ, Hansen JJ, Overley CA, et al：Propofol versus midazolam/fentanyl for outpatient colonoscopy：administration by nurses supervised by endoscopists. Clin Gastroenterol Hepatol 1：425-432, 2003

7）Patel S, Vargo JJ, Khandwala F, et al：Deep sedation occurs frequently during elective endoscopy with meperidine and midazolam. Am J Gastroenterol 100：2689-2695, 2005

8）Riphaus A, Wehrmann T, Weber B, et al：S3 Guideline：Sedation for gastrointestinal endoscopy 2008. Endoscopy 41：787-815, 2009

9）Wahidi MM, Jain P, Jantz M,et al：American College of Chest Physicians consensus statement on the use of topical anesthesia, analgesia, and sedation during flexible bronchoscopy in adult patients. Chest 140：1342-1350, 2011

10）Etzkorn KP, Diab F, Brown RD, et al：Endoscopic retrograde cholangiopancreatography under general anesthesia：indications and results. Gastrointest Endosc 47：363-367, 1998

4 気管支鏡

Quote

準備というのは言い訳の材料となりうるものを排除していく，そのために考えうるすべてのことをこなしていく．

メジャーリーガー：イチロー

Point

- 基本的な注意点は他の処置鎮静と同様
- 局所麻酔は十分に施行する
- 抗コリン薬の使用は勧められない
- 気管支鏡・内視鏡の際に使用できる気道デバイスについて知る
- 何事も準備が大事

ACCP（American College of Chest Physicians）の consensus statement[1]では気管支鏡時の鎮静の有無は安全性には寄与しないが，患者の満足度は鎮静により改善するので，禁忌がなければ全例の鎮静・鎮痛の施行を提案しています．

鎮静に関する基本的な内容は他の手技の場合と同じです．ただ，絶食に関しては咽喉頭麻酔や気管支鏡検査の際の嘔吐を避けるため，検査前4時間程度の絶食が必要とされています[2]．また，検査後についても咽頭反射が回復するまで1～4時間と言われているので，この間の飲食も誤嚥のリスクが高いため中止しておいたほうがよいでしょう．本項も前項と同様に総論的な内容ではなく，気管支鏡に関する鎮静・鎮痛に関して説明していきます．

局所麻酔

気管支鏡では局所麻酔の使用により鎮咳薬・鎮静薬の使用量を減らすことができます．また，局所麻酔が不十分だと被検者は大きな苦痛を感じるでしょう．しっかりと局所麻酔の効果を得ることは重要です．

局所麻酔薬でよく使用されるものは2～4% リドカインです[2]．しかし，アナフィラキシーショック(0.03%)や過剰投与による中毒(0.04%)に注意しましょう．最大投与量は添付文書では200 mgと記載されています．実際に使用している量に比べて最大投与量が少ないと感じた方もいるのではないでしょうか？ BTS(British Thoracic Society)のガイドライン[3]では8.2 mg/kg以下，ACCP[1]では7 mg/kg，といずれも日本の添付文書より多くなっています．また，肝機能障害患者・心機能障害患者では減量して，5 mg/kgまでの使用[4]にしておいたほうが無難でしょう．局所麻酔中毒については，Part 6にも記載しています(p 125)．

気管支鏡時の目標深度

気管支鏡時についても消化管内視鏡と同様に，個々の患者や手技に応じて目標深度を決定する必要があります．通常の診断的な気管支鏡で鎮静を行う場合は中等度鎮静がよいでしょう．一方，アルゴンプラズマ凝固法，気道ステントなどの複雑な手技を行う場合は深い鎮静や全身麻酔が必要であり，手術室の使用や麻酔科へのコンサルトを行いましょう．

COPD患者や神経筋疾患患者に気管支鏡を行うこともあるでしょう．PSAを行う場合は，目標深度の設定に注意が必要です．深い鎮静を目標にする場合や中等度を目標にして深くなってしまった場合は，血中二酸化炭素濃度の上昇および酸素投与による呼吸抑制(CO_2ナルコーシス)を起こす可能性があります．気道確保や気管挿管がすぐに行えるよう準備しておきましょう．

経静脈麻酔

日本呼吸器内視鏡学会のアンケート調査によると，2006年には85%の施設がほぼ全例局所麻酔のみで検査施行していましたが，2010年には，36.1%の施設で静脈麻酔薬が導入されており[2]，静脈麻酔を行う施設は増えてきています．では，それぞれの鎮静薬・鎮痛薬に関して気管支鏡に対する特徴をみていきましょう．

ベンゾジアゼピン

気管支鏡に関してもベンゾジアゼピンの使用が推奨されています．その理由としては，効果の高さにあるでしょう．鎮静，前向性健忘，不快感の減弱，手技の受容性の改善，再検査の受容性，医師のやりやすさを改善するとされています．なかでも，ミダゾラムに関しては効果発現およびpeak effectが迅速であり，相対的に効果時間が短いので最も使用されています．ただ，ベンゾジアゼピンの使用により，回復時間が長くなるかもしれません．また緑内障や重症筋無力症に対しては禁忌であり，肝硬変患者対しては効果の遷延があるため注意が必要です．

オピオイド

気管支鏡の際にオピオイド単独で行ったstudyはあまりなく，ベンゾジアゼピンに追加する形での使用が推奨されています．併用による相乗効果とオピオイドによる鎮咳効果が目的です．オピオイドのなかでは，効果発現まで迅速，peak effectまで迅速，比較的効果時間が短いという点よりフェンタニルが推奨されています．かのSir William Oslerが"God's medicine"と称したオピオイドは気管支鏡にも効果が期待できそうです．

プロポフォール

使用頻度に関してはミダゾラムに遅れをとっていますが，プロポフォールは効果的な鎮静薬で，ベンゾジアゼピン＋オピオイドと同様の鎮静，健忘，患者受容性があります．副作用(特に低酸素)に関してもベンゾジアゼピン＋オピオイドと比べて変わらず，回復時間が短くなるという利点もあります[5)]．ただ，アレルギーや低血圧に注意が必要です．ケタミン＋プロポフォール(いわゆるケトフォール)に関しては，プロポフォール単独に比べて健忘や患者満足度の点で優れていました[6)]．気管支鏡の鎮静薬としてプロポフォールを用いた検討が増えてきており，今後，実臨床においてもプロポフォールの使用頻度が増えてくるかもしれませんね．

抗コリン薬

硫酸アトロピンは，2010年の日本呼吸器内視鏡学会のアンケート調査では31.2%の施設で全例に，41.8%で症例を選択して使用されています．イギリスでは29%，アメリカ62%の施設で使用されているようですが，BTSのガイドライン[3)]でも，ACCSのconsensus statement[1)]でも硫酸アトロピンの投与は勧められていません．気道分泌量の減少，徐脈・気管支収縮予防に有用と考えられていた

表 7-7 内視鏡時の気道デバイス

フェイスマスク	endoscopy mask (VBM Medizintechnik GmbH, DEAS)
声門上デバイス	経鼻エアウェイ ラリンジアルマスク gastro laryngeal tube (VBM Medizintechnik GmbH)
気管内チューブ	not armored armored (いわゆるスパイラルチューブ)

ようですが，そのような効果に対して否定的な報告が多く，各種ガイドラインでは使用は勧められていません．また，緑内障，重症不整脈，サルコイドーシスに対する使用は禁忌とされています．

内視鏡の際の気道デバイス

ERCP や ESD に対して，deep sedation や general Anesthesia を goal とする場合や，期せずして深鎮静になってしまった場合は気道管理が必要です．そのときにはどういった気道デバイスが選択肢となるか，事前に考えて準備しておきましょう．まずは選択肢の一覧を示します(表 7-7)[7]．緊急時には思考能力は低下してしまうので，事前に十分に準備しておくことが重要です．

endoscopy mask (図 7-2)

日本ではまだ一般的ではないかもしれませんが，気管支ファイバー下挿管の際に使用する施設もあるようです．気管支鏡や内視鏡，経食道超音波施行中に同時にマスク換気ができるデバイスです．低酸素の合併症は少ないようですが，fitting，下顎挙上，バッグを押す人など多数の人が必要のようです．吸入麻酔が使用できる，いざというときに陽圧換気ができる，などのメリットもあります．

経鼻エアウェイ

鎮静後も装着できる点がメリットです．リスクが少なく，低酸素も回避できます．ただ，あくまで経鼻エアウェイであり，声門より末梢側のトラブルに関しては無力です．

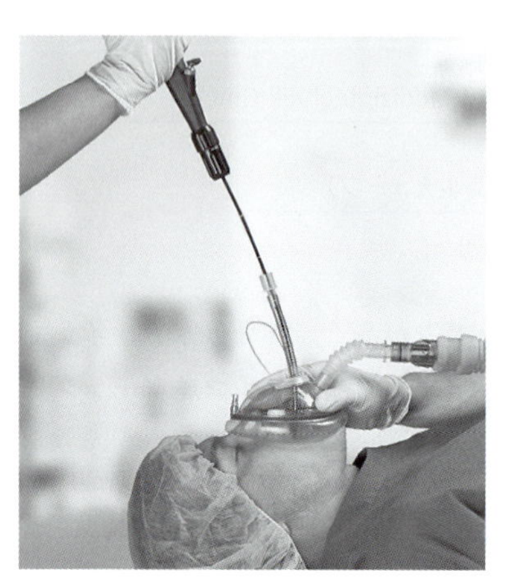

図 7-2　endoscopy mask
（VBM Medizintechnik GmbH　社：http://www.vbm-medical.com/products/airway-management/endoscopy-mask/より）

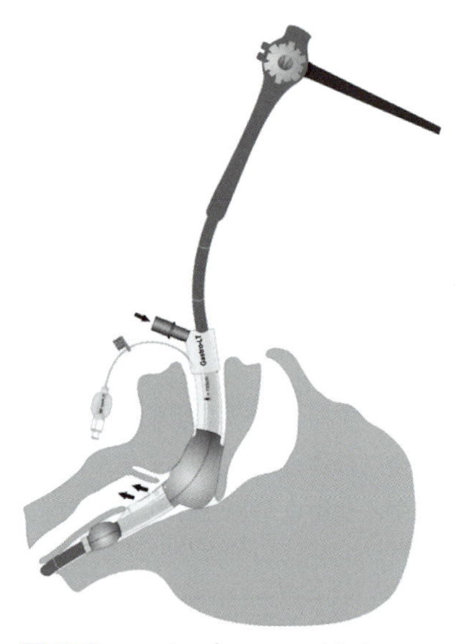

図 7-3　gastro laryngeal tube
（VBM Medizintechnik GmbH　社：http://www.vbm-medical.com/products/airway-management/gastro-laryngeal-tube-g-lt/より）

LMA：laryngeal mask airway

通常通り挿入したあと，口角の左側に移動させ，右側にバイトブロックを挿入しそこからスコープ挿入します．挿管ストレス，筋弛緩薬の必要性，麻酔薬，抜管・回復・退院時間の減少に有用であり，スコープの挿入や位置も問題とはならないようです．誤嚥の合併症は気管挿管と差はないようですが，full stomach など嘔吐のリスクが高い場合は気管挿管を選択しましょう．一部文献では内視鏡中気道保護の gold standard として LMA を用いてもよいのでは，とも記載されています．

gastro laryngeal tube（図 7-3）

換気用と内視鏡を通すための 2 つの孔があります．太いコンビチューブのようなものといえばわかりやすいでしょうか．13.8 mm のチューブまでなら挿入可能なようです．

筋弛緩は不要であり，血行動態に関係なく使用できます．

気管挿管

大きなメリットは気道保護が確実な点です．しかし，筋弛緩が必要であり，導入・覚醒・回復・退室まで時間がかかることも欠点です．また注意すべき点はチューブに記載されているIDです．このIDは内径を意味します．経鼻内視鏡の外径は5.4 mmなどが多いので入りますが，一般的な経口内視鏡の外径は8.9 mm程度であり入らないかもしれないので，施行前に確認しておきましょう．

文献

1）Wahidi MM, Jain P, Jantz M, et al：American College of Chest Physicians consensus statement on the use of topical anesthesia, analgesia, and sedation during flexible bronchoscopy in adult patients. Chest 140：1342-1350, 2011

2）日本呼吸器内視鏡学会安全対策委員会 編：呼吸器内視鏡診療を安全に行うために．2013

3）British Thoracic Society guidelines on diagnostic flexible bronchoscopy. Thorax 56 Suppl 1：i1-21, 2001

4）Milman N, Laub M, Munch EP, et al：Serum concentrations of lignocaine and its metabolite monoethylglycinexylidide during fibre-optic bronchoscopy in local anaesthesia. Respir Med 92：40-43, 1998

5）Clark G, Licker M, Younossian AB, et al：Titrated sedation with propofol or midazolam for flexible bronchoscopy：a randomised trial. Eur Respir J 34：1277-1283, 2009

6）Hwang J, Jeon Y, Park HP, et al：Comparison of alfetanil and ketamine in combination with propofol for patient-controlled sedation during fiberoptic bronchoscopy. Acta Anaesthesiol Scand 49：1334-1338, 2005

7）Torino A, Martino DD, Fusco P, et al：Hot Topics in Airway Management During Gastrointestinal Endoscopy. J Gastrointest Dig Syst 6：377, 2016

5 歯科・口腔外科

Quote

I was never afraid of anything in the world except the dentist.
世の中に怖いものなどなかったわ，歯医者さん以外にはね．

英国の小説家：Taylor Caldwell

Point

- ☑ 歯科治療において恐れ・痛み・不安の３つの要素を取り除くことは重要である
- ☑ 意識や上気道反射を保つことは重要である
- ☑ 麻酔科でトレーニングを受けた歯科医は鎮静を行ってもよい
- ☑ 麻酔を行う歯科医師とスタッフはBLSの技能を維持しておくべきである
- ☑ 救急外来においては静脈麻酔を選択することが多い

日本における歯科麻酔の現状

日本では歯科・口腔外科の治療は領域によっては医師が行う例も存在しますが，歯科医師が行うことがほとんどです．歯科医師は歯科医業の一部として歯科医療に関する場合のみ全身麻酔をかけることができます．

厚生労働省の調べによると平成26年12月31日時点で歯科医師の届け出数は103,972人となっています[1)]．その中で日本歯科麻酔学会によると現在約270人の歯科麻酔科学会専門医がいるようです[2)]．これは医師における麻酔科専門医（平成26年12月31日時点で医師総数は311,205人中の麻酔科専門医は4,045人）と比べると少ないといえます．日本の現状では開業医で鎮静を行う施設はまだ少ないと思われますが，歯科医師の麻酔技能を向上させるために「歯科医師の医科麻酔科研修」が実施されており，歯科治療において鎮静を使用する医師が徐々に増加傾向にあります．

表 7-8　歯科への怖れ・不安が強い患者の割合(国別)

国	割合
日本	20.9%
シンガポール	7.8〜20.8%
オーストラリア	13.7%
米国	10〜19%
カナダ	4.4〜16.4%

(Chanpong B, Haas DA, Locker D：Need and demand for sedation or general anesthesia in dentistry：a national survey of the Canadian population. Anesth Prog 52：3-11, 2005, Table 1 を改変)

なぜ歯科治療において鎮静が必要なのか

歯科患者の約 20% は歯科治療に対して，恐怖や機器の騒音などに不快感を感じています[3)]．表 7-8 に示すように歯科への恐れ，不安が強い患者は国が異なっていても一定数いるようです[4)]．また過度の緊張・長時間の頭部不動保持の結果，不整脈・血圧上昇・迷走神経反射などを引き起こす患者もいます[5)]．患者が歯医者を訪れたがらない理由として 7.8% は恐れと不安が原因としてあげられています(表 7-9)[4)]．

以上からも歯科の麻酔において恐れ・不安・痛みの 3 つの要素を取りリラックスさせることはとても重要といえます．そのため，浸潤麻酔や伝達麻酔など局所的な鎮痛にとどまらず，鎮静が必要となることがあります．以前の研究から患者は歯科の処置について鎮静の希望をすることが多いことが知られています(図 7-4)[4)]．

本項では ADA(American Dental Association)の鎮静と麻酔のガイドライン[6)]を中心に鎮静の方法に関して説明を行っていきます．

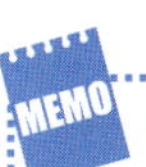

歯科・口腔外科における鎮静の適応

- 協力不可能な小児
- 発達障害の患者
- 身体障害者
- パーキンソニズムや脳性麻痺など振戦を伴う患者
- アルツハイマー病

表 7-9　患者が歯科医を訪れない理由の割合

歯に悩まされなかったから	40.7%
コストがかかるから	30.7%
時間がないから	14.9%
不安・怖さがあるから	7.8%
そのほか	5.9%

(Chanpong B, Haas DA, Locker D：Need and demand for sedation or general anesthesia in dentistry：a national survey of the Canadian population. Anesth Prog 52：3-11, 2005, Table 3b を改変)

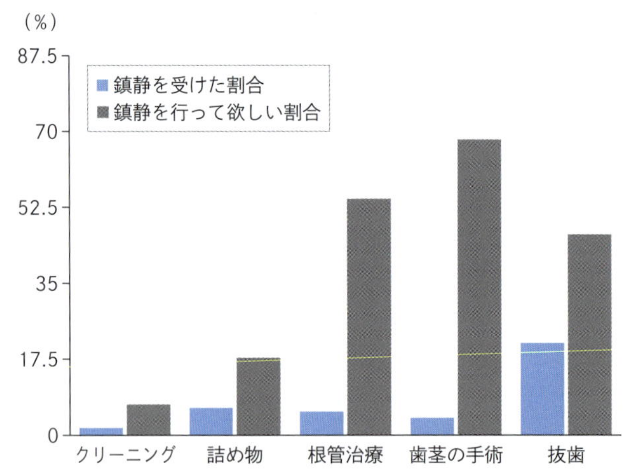

図 7-4　歯科処置における鎮静の希望と施行の割合

(Chanpong B, Haas DA, Locker D：Need and demand for sedation or general anesthesia in dentistry：a national survey of the Canadian population. Anesth Prog 52：3-11, 2005 より抜粋し改変)

歯科における鎮静は浅〜中等度の鎮静を目安に行う

歯科・口腔外科治療においては，術野と気道が同一部位であり口腔内に水分がたまりやすいので意識や上気道反射を残すことはとても重要です．意識下鎮静(conscious sedation)は浅〜中等度の鎮静にあたり，歯科領域において最も行われる鎮静です．鎮静の方法は経腸管的(主に口から)・非経口的(主に経静脈的)・吸入がありそれらの単独もしくは組み合わせで鎮静が行われます．そのなかで浅鎮静は経口と吸入から行われます．

● 経口

ベンゾジアゼピン系（ジアゼパム，ロラゼパムなど）を前日に内服することで不安を解消します．また健忘作用により歯科の記憶を減らすことができます．安価で患者の受諾もいいため使いやすいのですが，量の調整がしにくいという欠点があります．

● 吸入

亜酸化窒素（笑気ガス）は長い安全の歴史があり安価で調整しやすいため軽度の鎮静には使いやすいです．しかし亜酸化窒素を提供する機械は高価であることと慢性的に曝露されることによる人体への影響が問題視されています．マスクを着用できない人には使えません．

● 静脈麻酔

ベンゾジアゼピンとオピオイドの組み合わせを使用します．亜酸化窒素を鎮静前に使ってその後静脈麻酔にスイッチする方法があります．

歯科領域においては上記のような方法が紹介されておりますが，救急外来においては静脈麻酔を選択することが多いと思われます[7]．

救急外来における歯科・口腔外科領域の麻酔

救急外来で歯科・口腔外科の麻酔が必要なときはほぼ外傷に限られると思われます．外傷で縫合が必要なときに適切に鎮痛・鎮静をかけられるかどうかはきわめて重要です．

鎮痛においては口腔外科領域で特殊な顔面神経ブロックを覚えておく必要があり後述します．鎮静においてケタミンは口腔内分泌物が増えますのでやや選択しにくいといえます[8]．

鎮静による合併症のリスク

浅～中等度の鎮静をしているときに深い鎮静になる可能性があります．また麻酔薬の副作用で急変する可能性があるため歯科麻酔に携わる医師はBLS（basic life support：一次救命措置）の技能を維持しておくべきです．

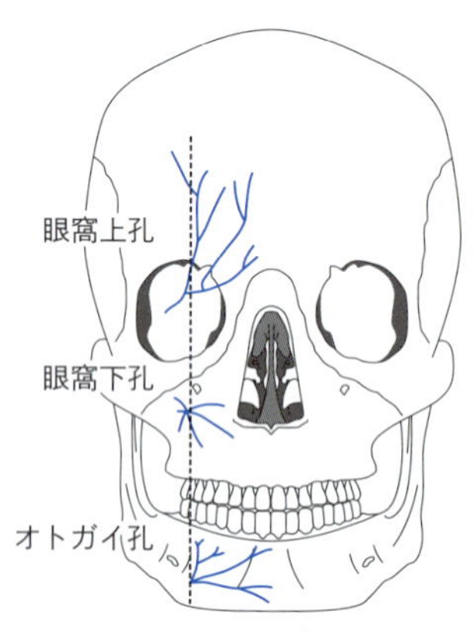

図 7-5　**顔面神経ブロック**

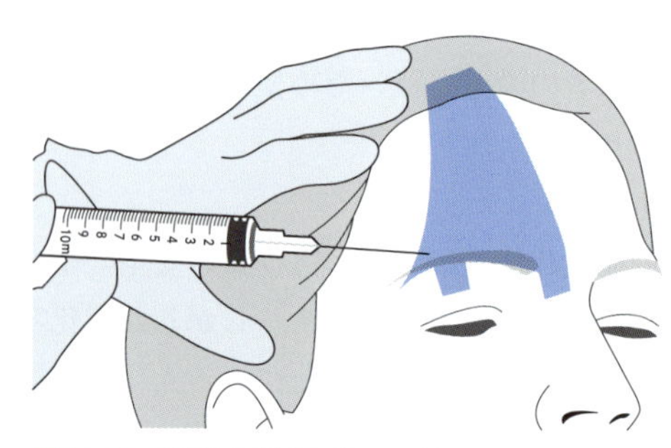

図 7-6　**眼窩上神経ブロック**

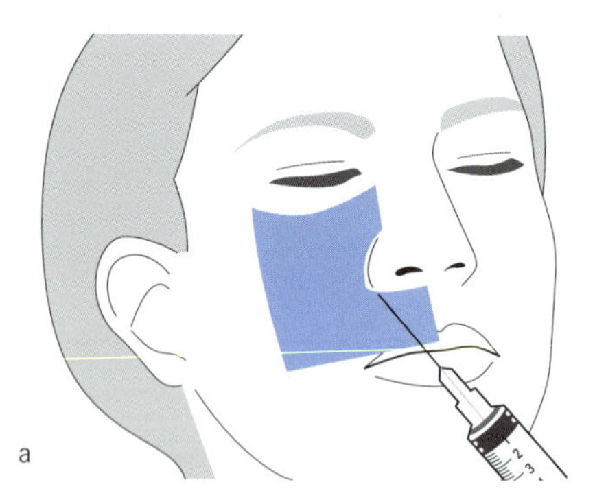

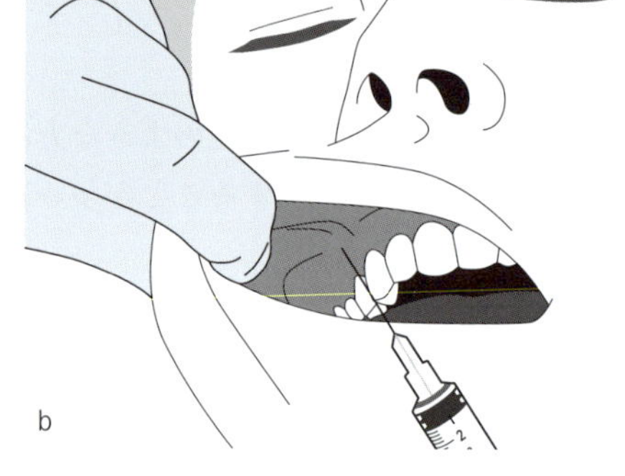

図 7-7　**眼窩下神経ブロック**
a：口腔外アプローチ．　b：口腔内アプローチ．

顔面神経ブロック(図 7-5)

顔面・口唇・口腔内の麻酔においては顔面神経ブロックという方法が有用といわれています．その方法についてメジャーなものを中心に以下に記載します．

● ①眼窩上神経ブロック(図 7-6)

眼窩上神経の出口である眼窩上切痕の内眼角から外側に 2 cm の場所である眼窩上孔にキシロカイン® を 1〜2 mL 入れて抜きながら 2〜3 mL 追加します．

● ②眼窩下神経ブロック(図 7-7)

眼のちょうど中心から下に線を降ろして眼窩下切痕から 5 mm 下の場所に眼窩下孔があります．眼窩下孔に入らないように注意します．口腔内アプローチでは

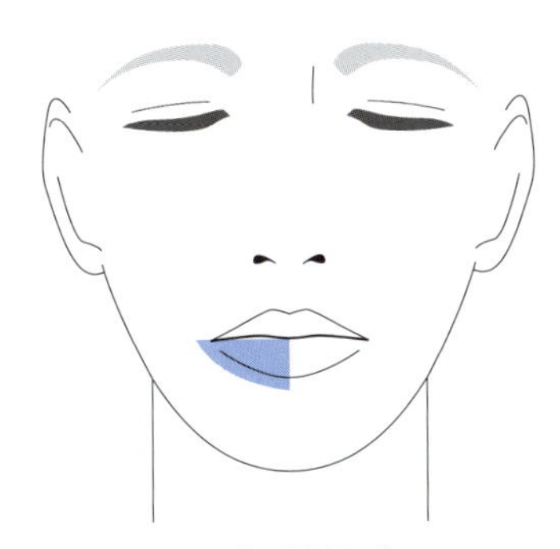
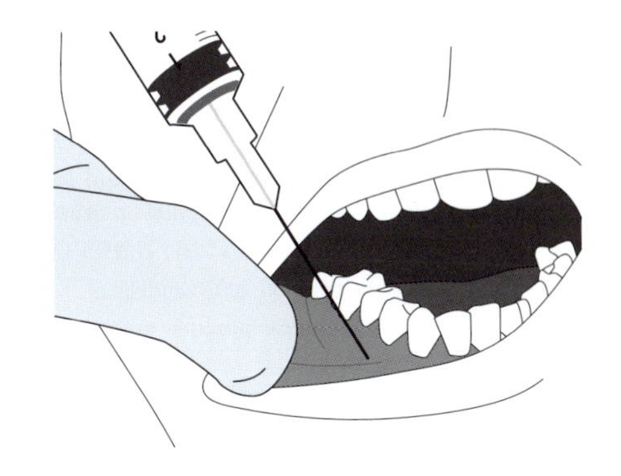

図 7-8　オトガイ神経ブロック

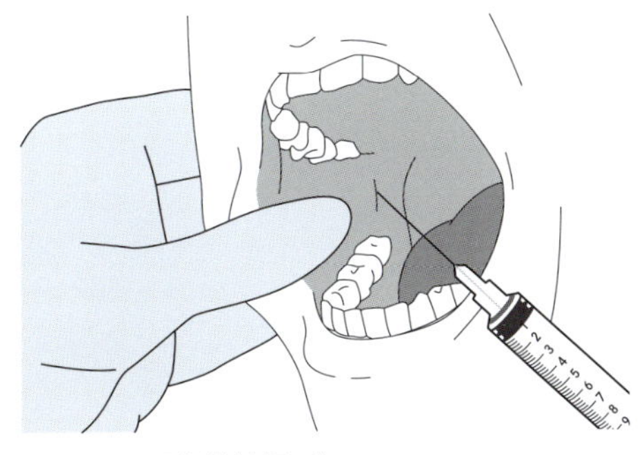

図 7-9　下歯槽神経ブロック

上口唇をめくり，口唇と歯肉の境目から眼窩下孔を目指して骨に当たったところから少し引いてキシロカイン® 3〜4 mL を注入します．

● ③オトガイ神経ブロック（図 7-8）

小臼歯の 1〜2 cm 下で中心ラインから 2.5 cm のオトガイ孔に向けてキシロカイン® を 1〜2 mL 注入します．

● ④下歯槽神経ブロック（図 7-9）

下顎咬合平面と平行面で 30° の角度をつけて，下顎枝の中央からアプローチします．血流の逆流ないことを確認してキシロカイン® を 4〜5 mL 注入します．失敗率は 15〜20% 程度あります．

文献

1）厚生労働省：平成26年(2014年)医師・歯科医師・薬剤師調査の概況.

2）一般社団法人日本歯科麻酔学会. http://kokuhoken.net/jdsa[2016年9月30日閲覧]

3）Costa LR, Dias AD：Perceptions of dentists, dentistry undergraduate students, and the lay public about dental sedation. J Appl Oral Sci 12：182-188, 2004

4）Chanpong B, Haas DA：Need and demand for sedation or general anesthesia in dentistry：a national survey of the Canadian population. Anesth Prog 52：3-11, 2005

5）日本歯科麻酔学会 監：歯科診療における静脈内鎮静法ガイドライン. 2009

6）American Dental Association 2007 Guideline.

7）Parameters of care：Clinical practice guideline for Oral and Maxillofacial Surgery (AAOMS Par Care 2012).

8）Moskovitz JB, Sabatino F：Regional nerve blocks of the face：Emerg Med Clin North Am 31：517-527, 2013

小児と高齢者について

1 小児における注意点

Quote

子どもは小さな大人ではない．

哲学者：Jean-Jacques Rousseau

Point

- 小児の解剖・生理学的特徴を把握する
- 気道困難のリスク評価は成人と同様にはいかない
- 小児は発達や性格に応じた鎮静，鎮痛の必要性，方法を考える
- 患児，保護者への説明が大切

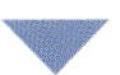

小児の処置時の鎮静および鎮痛（PSA）は，
その子にあった方法で，保護者に説明しながら行う！

鎮静の一連の流れは，成人も小児も同じです．しかし小児の鎮静を行う際に知っておくべきポイントがあります．この章では，小児のPSAの注意点について述べたいと思います．

小児の解剖・生理学的特徴を把握する

Airway

気道に関わる小児の解剖学的特徴は数多くあり（図 8-1），そのため気道管理

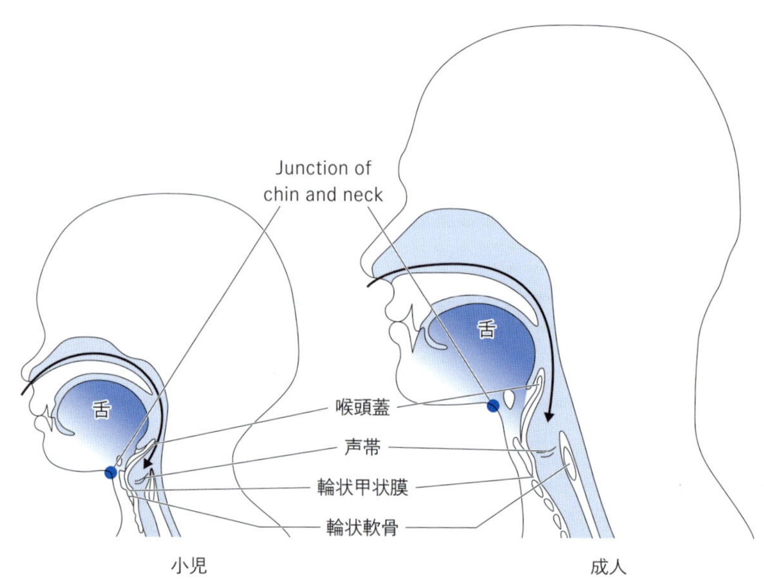

図 8-1　小児と成人の上気道の解剖学的相違
(Walls, RM, Murphy MF : Manual of Emergency Airway Management, 4th ed. LWW, 2012)

のテクニックや適応には成人と異なる部分もあります．**表 8-1** に主なものを示します．

流体力学の有名な法則に Poiseuille の法則があります．

> **Poiseuille の法則**
> R＝8ηl/πr4
> R：気道抵抗．η：粘性率．l：管腔の長さ．r：半径．

この法則から考えると，気道抵抗は半径の 4 乗に反比例します．これは，もともと気道の半径が小さい小児は成人に比べて気道抵抗がかなり高いことを意味するとともに，分泌物による影響の大きさも示しています．仮に浮腫や分泌物が 1 mm 気道を狭窄させたとすると，成人の気道抵抗上昇は 40% 程度ですが，乳児の気道抵抗は 200% 上昇します．頻回な吸引を含めて分泌物への配慮が重要であることがわかります．

Breathing

新生児や乳児は口呼吸ではなく鼻呼吸での換気に依存しています．したがって

表 8-1　小児の気道に関する，解剖と管理のテクニック

小児の解剖学的特徴	気道管理のテクニック，適応
輪状甲状靱帯は小さく，幅も円周に比して小さい	外科的気道確保において Seldinger 法による輪状甲状靱帯穿刺は 5 歳以上が，メスによる外科的輪状甲状靱帯切開は 10 歳以上が適応
声門は高位で前方にある	
舌は相対的に大きい	挿管困難の潜在的リスク
喉頭蓋は大きく，しなやか	年少児まではミラー型(直型)の喉頭鏡で喉頭蓋を直接展開することが好まれる
輪状軟骨が喉頭の再狭窄部(成人は声門)	
鼻腔から声門へのカーブが急峻	アデノイドからの出血を危惧するため，盲目的な経鼻挿管は 10 歳以降が適応
後頭部が相対的に大きい	気道の開通に好ましい sniffing position の取り方が年齢により異なる．一般的にパッドや枕，タオルは 2 歳以下では肩の下，年長児では頭の下が好ましいと考えられている(図 8-2)．実臨床では，耳珠が胸骨柄結合の高さ，または耳孔が肩の前面の高さとなるように見ながら調整すると適切な高さになる

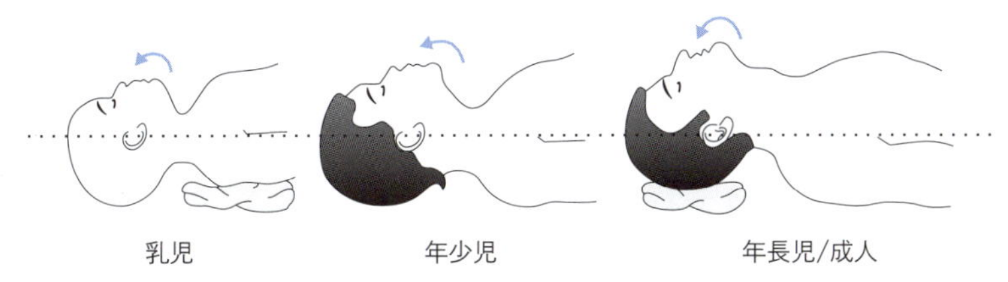

図 8-2　sniffing position の年齢による違い

(Walls, RM, Murphy MF：Manual of Emergency Airway Management, 4th ed. LWW, 2012)

分泌物による鼻閉は呼吸困難や低酸素血症の原因となるため注意が必要です．

小児の体重あたりの酸素需要は成人よりも多く，乳児では成人の約 2 倍といわれています．しかし小児の肺の機能的残気量は相対的に少ないため，無呼吸や肺胞低換気になると成人よりも早く低酸素血症に陥ります．図 2-4(p 45)を見ても低酸素血症に至る時間の違いは明らかです．

このため，小児の鎮静の際には鎮静による呼吸抑制に注意が必要で，SpO_2 に加えて呼吸回数や $EtCO_2$ をモニタリングすることが推奨されています．また酸

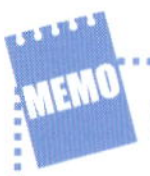

絶食時間の 2-4-6 ルール

水やお茶，ブラックコーヒー，スポーツドリンクなどは 2 時間．母乳は 4 時間．粉ミルクや牛乳，軽食は 6 時間を絶食時間としています．脂肪を多く含む食事や揚げ物，肉や大量の食事は 8 時間以上を絶食時間と考えるべきです．

素をあらかじめ投与して前酸素化しておくことも有効な工夫の 1 つです．

Circulation

小児の循環の特徴として，一回心拍出量に予備能が小さく，心拍出量は脈拍数にある程度依存しています．一方で小児は成人に比して副交感神経が優位であり，徐脈になりやすい傾向があります．このため，鎮静薬投与による徐脈での循環不全には十分注意が必要です．

その他の薬物動態的な特徴として，新生児や乳児では体重あたりの細胞外液量が多く蛋白結合能が低いため，分布容積の大きなプロポフォールなどの薬剤は体重あたりの投与量が成人に比して多く必要です．また肝代謝能や腎クリアランスは特に乳児期には未熟で，半減期が長くなる傾向にあります[1)]．

事前準備：絶食時間，気道困難のリスク評価

PSA を開始する前にはまず事前評価として，AMPLE(アレルギー，薬剤，既往，最終経口摂取，現症)を聞き，ASA 分類と絶食時間から鎮静を行うことが可能かどうか評価しました．小児では特に薬剤投与量や準備物品のサイズを決めるために，身長，体重の聴取を忘れないことが大切です．

ASA 分類の評価は全身状態のリスクによって麻酔科へのコンサルトの閾値を決定しますが，1 歳未満の場合には基礎疾患がなく全身状態が良好でも麻酔科へのコンサルトが推奨されます．

絶食時間

絶食時間に関しては安全な基準として 2-4-6 ルールがガイドラインで推奨されています(MEMO)．日本の小児科学会などが合同で作成した「MRI 検査時の鎮静に関する共同提言」でも強く推奨されています[2)]．なおイギリスのガイドライ

表 8-2　処置の緊急性，絶食時間，患者の基礎疾患による鎮静深度の許容範囲

standard risk patient

3 時間以内の経口摂取	emergent	urgent	semi-urgent	non-urgent
なし	～V	～V	～V	～V
透明な液体	～V	～IV	～III	I
軽食	～V	～II	I	I
食事	～V	～II	I	I

high risk patient

3 時間以内の経口摂取	emergent	urgent	semi-urgent	non-urgent
なし	～V	～V	～V	～V
透明な液体	～V	～V	～IV	～III
軽食	～V	～IV	～II	I
食事	～V	～III	I	I

(Elikashvili I, Vella AE：An Evidence-Based Approach To Pediatric Procedural Sedation. Pediat Emerg Med Pract 9, 2012)

ンでは，亜酸化窒素による鎮静や会話が可能なレベルの浅い鎮静では絶食時間はこの限りではないと記載されています[3)]．

実際には救急外来での PSA では絶食時間に悩まされることが多いです．食後に受傷した外傷の処置では絶食時間 1 時間以内での受診も少なくありません．

「絶食時間のために処置を遅らせることはしない」と考える人もいますが，筆者は緊急性と安全性のバランスを考えて，一度帰宅していただいて絶食時間を満たす頃に再受診して鎮静を行うこともあります．

成人での緊急手術がそうであるように，ガイドラインの推奨とは異なりますが，表 8-2[4)]のように緊急性と鎮静の深さ，基礎疾患によって full stomach の許容範囲を変更することがやむを得ないことはあります．ただしこの場合には保護者への詳しい説明と同意が不可欠です．

鎮静を行うことを決めたら物品や同意書の準備をして，モニタリング，鎮静前のバイタル評価や気道困難のリスク評価が必要でした．

バイタルの評価では小児の正常バイタルは成人と異なるため，特に小児の診療に不慣れな場合は正常バイタル表を参照することを推奨します(表 8-3)．

表 8-3　年齢別の小児の正常バイタルサイン

年齢	心拍数(/分)	血圧(mmHg)	呼吸数(/分)
早産児	120〜170＊1	55〜75/35〜45＊2	40〜70＊3
0〜3 か月	100〜150＊1	65〜85/45〜55	35〜55
3〜6 か月	90〜120	70〜90/50〜65	30〜45
6〜12 か月	80〜120	80〜100/55〜65	25〜40
1〜3 歳	70〜110	90〜105/55〜70	20〜30
3〜6 歳	65〜110	95〜110/60〜75	20〜25
6〜12 歳	60〜95	100〜120/60〜75	14〜22
12 歳以上	55〜85	110〜135/65〜85	12〜18

＊1：睡眠時に乳児の心拍数が顕著に低下することがあるが，血流が維持されていれば介入の必要はない．

＊2：血圧計のカフは腕の約 2/3 を覆うべきで，小さすぎるカフは高めに，大きすぎるカフは低めに値が出る．

＊3：自発呼吸数とは関係なく，多くの早産児は人工呼吸器を必要とする．

(Kliegman RM, Stanton B, Geme J St, et al：Nelson Textbook of Pediatrics, 20th ed. Chapter 67, 489-506, Elsevier, 2015)

気道困難のリスク評価のポイントは，成人では MOANS，LEMONS のゴロで覚えることができました．小児でも MOANS，LEMONS は有用でしょうか．それぞれの項目を見ていきましょう．

換気困難の予測因子

換気困難の予測因子は MOANS でした．小児では十分に validation されていないため，有用性は未知数です．

- **M：mask seal**

ヒゲがないためマスクフィットが悪いことは珍しいです．

- **O：obesity**

小児の肥満は近年深刻な問題ですが，換気困難の原因としては稀です．

- **A：age**

小児では年齢が低いほど，換気困難のリスクが高くなります．

- **N：no teeth**

乳歯が萌出していないことはありますが，小児の気道管理で歯牙が difficult airway の原因となることは稀です．

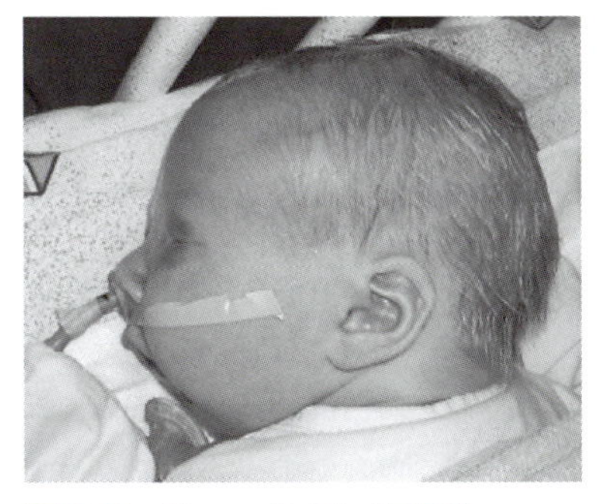

図 8-3　Pierre Robin 症候群
(Scott AR, Tibesar RJ, Sidman JD：Pierre Robin Syndrome：evaluation, management, indications for surgery, and pitfalls. Otolaryngol Clin North Am 45：695-710, 2012)

● S：stiff lungs

小児の気道管理で頸部伸展障害が difficult airway の原因となることは稀です.

挿管困難の予測因子

挿管困難の予測因子は LEMONS でした.

● L：look externally

小さい口，巨舌，奥まった顎，顔面の大きな外傷，先天的な解剖学的異常がリスクとなります．21 トリソミーの巨舌や，Pierre Robin 症候群（図 8-3）の小顎は挿管困難のリスクとなりますが，疾患に対する知識がなくても見た目で評価することができます.

● E：evaluate the 3-3-2 rule

小児は丸々とした頸部をもつためメルクマールとなる舌骨や甲状軟骨の同定は難しいです．もしも 3-3-2 を実施する場合には術者ではなくて患児の指を用いた評価となることが重要です.

● M：Mallampati

開口や舌の挺出に協力が得られないことが多いです．また，たとえ Mallampati 分類がⅠやⅡであっても，小児では挿管困難になりうるといわれています.

● O：obstruction

小児の挿管困難を予測するうえで，気道閉塞を把握することは重要です．声の

表 8-4　鎮静に関わるスタッフがもつべきスキルの推奨

	浅鎮静	中等度鎮静	深鎮静
すべての人員	basic life support (BLS)	BLS	BLS
最低 1 人は		intermediate life support	advanced life support

(National Institute for Health an Clinical Excellence：Sedation in children and young people. 2010)

変化，流涎，ストライダー，陥没呼吸を手がかりとして判断します．小児の肥満は近年増加傾向ですが，挿管のリスクとなることは成人と比較すると稀です．

● **N：neck mobility**

小児では頸部伸展障害があることは珍しいですが，リウマチ性頸椎病変や強直性脊椎炎は伸展障害の原因となり得ます．

● **S：saturation**

小児は機能的残気量が少なく，また体重あたりの酸素需要が成人より多いため，脱酸素化するまでの時間が早いことに注意が必要です(図 2-4，p 45)．

以上のように，気道困難のリスク評価は成人と一様には行きませんが，評価すべきポイントとしては参考になると考えられます．

なお準備物品について補足ですが，当然ながら小児では成人よりも幅広い体格の患者に対して処置を行う必要があります．したがって，バッグバルブマスク(BVM)，気管チューブ，喉頭鏡などの物品はサイズを選択するのにある程度時間がかかるため，その患児にあったものを鎮静の準備の段階で事前に選んでおいたほうが安全です．選択の際にはBroselowテープや同様のマットタイプのもの，スマートフォンのアプリケーションなどが有用です．

また，鎮静に必要な人手に関してガイドラインの推奨を表 8-4 に示します[3]．

中等度以上の鎮静では気道管理のスキルをもつスタッフが参加することを推奨します．このスタッフは直接処置に専念せずに，患児の全身状態やバイタルサインに注意をする必要があります．鎮静の深さは浅鎮静，中等度鎮静，深鎮静，全身麻酔の 4 つに分類され，前述したようにガイドライン上は鎮静深度による推奨がわかれています．しかしこれらの分類の境界はあいまいで，鎮静の深さは「一連のもの」であることを理由に，日本の MRI 検査時の鎮静に関する共同提言では深さに応じた安全基準を設けることの意義は小さいとされています[2]．

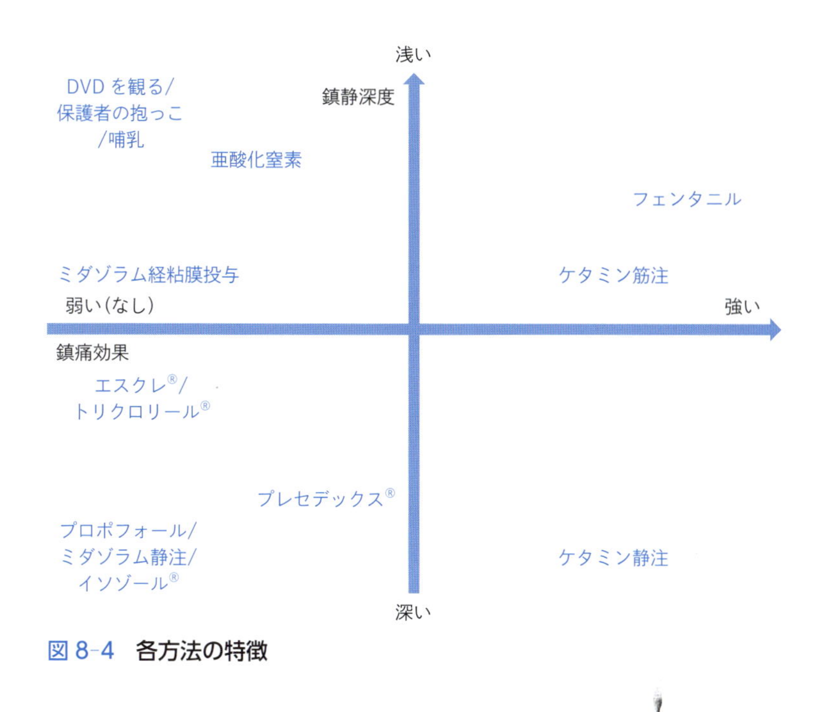

図 8-4　各方法の特徴

それぞれの患児にあわせた鎮静，鎮痛方法の選択

鎮静方法の選択肢

鎮静を行うことを決定したら，鎮静，鎮痛の計画を立てます．具体的には処置に必要な鎮静の深度，時間，アレルギー，禁忌，処置に伴う痛みに対する鎮痛の必要性とその方法などを考慮して投与薬剤の種類と投与経路を計画します．ここで大切なことは，処置の種類のみで必要な鎮静深度が決まるのではなく，患児の年齢や性格とのバランスで決まるということです．例えば同じ3歳の患児に縫合処置をするとしても，抗不安程度の浅鎮静で処置を完結できるケースもあれば深鎮静でなければ難しいケースもあります．目の前の患児に対して必要な鎮静の計画を診察時の様子や保護者との相談で決めます．筆者はこの事前の診察の時間をとても大切にしています．その時間には2つの目的があり，1つは保護者との信頼関係を築くことで，もう1つは保護者と和やかに会話している時間が患児の警戒を解いてくれることです．

それでは，鎮静方法の具体的な選択肢を見ていきましょう(図 8-4)．

● ミダゾラムとケタミン

ミダゾラム経粘膜投与やケタミン筋注は鎮静深度を深めることもできます．しかし鎮静深度を深めたい場合は静脈路があったほうが安全なこと，侵襲性と最大効果発現時間の短さから経静脈投与のほうが追加投与をしやすいことから，鎮静深度を深める場合は結果的に静脈路が必要になります．このため，筋注や経粘膜投与の利点が生かされるのは目標とする鎮静深度があまり深くない場合です．

● デクスメデトミジン(プレセデックス®)

小児への使用経験は限られていて，投与の可否には議論の余地があります．日本麻酔科学会のガイドラインでは小児への投与は禁忌とはなっていませんが，「安全性が確立されているわけではない」と注意喚起されています[5]．

● プロポフォール

プロポフォールの小児への投与も難しい選択の1つです．処置時鎮静という域を少し逸脱した話になりますが，2015年3月に「プロポフォールの小児集中治療領域における使用の必要性，及び，適正な使用のための研究」の研究報告書が発表されました．これは日本集中治療学会が中心となり立ち上げた研究班が日本麻酔科学会との連携の下に厚生労働省科学特別研究事業として行われた研究です．この報告では，「小児の集中治療における人工呼吸中の鎮静に使用することは禁忌である」と下線の3つの条件が重なったときには禁忌になることを再認識したうえで，それでも投与せざるを得ない状況では，複数の医療者で必要性を考慮したうえで保護者に説明と同意を得て，かつ投与量は4 mg/kg/時以下，48時間以内の使用とすることを提案しています．また日本麻酔科学会のガイドラインでは，2016年3月25日の改訂でプロポフォールの適応に「集中治療室で小児に対する検査および処置時の全身麻酔維持としての人工呼吸中の鎮静を含む」と明記されました[5]．なお同文献にはプロポフォール使用上の注意点が詳しく記されているので，一度確認されることを推奨します．これらの記載から，PSAの際にプロポフォールを投与することは禁忌ではないと考えられます．なお，イギリスのガイドラインでは小児のPSAに向いているとkey messageで強調されています[6]．

● 小児特有の方法

不安で暴れてしまう小児に対して抗不安程度の鎮静を得たい場合は，薬を使わない方法も考えられます．具体的な方法は，乳児や幼児初期であればほ乳や抱っこ，幼児や学童期であればDVDプレイヤーやタブレット端末などで動画を見せ

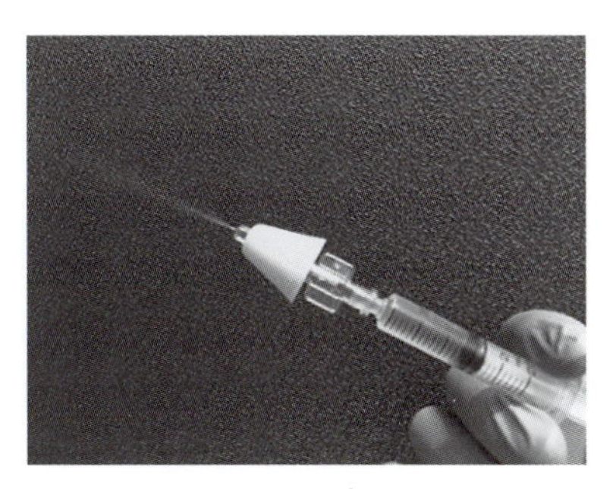

図 8-5　MAD Nasal

ることです．

次に，成人ではあまり行うことがない鎮静，鎮痛の方法を紹介します．鎮静方法としては経粘膜投与のうち特に経鼻投与，鎮痛方法としては浸潤麻酔です．これらの方法は針を使用せず恐怖や侵襲性が小さいことに最大の利点があるため，成人で利用することは珍しいですが，小児では重要な方法です．

経鼻投与

経鼻投与は静脈路確保を必要としないので，小児の鎮静の際には侵襲性が低く，また恐怖心をあおらないことに利点があります(ただし鎮静深度を中等度以上にしたい場合は安全上静脈路確保が推奨されます)．経鼻投与の際には少し工夫が必要になるので，みていきましょう．

まず投与方法として MAD Nasal というデバイスが経鼻投与を非常に簡便にしてくれます(図 8-5)．シリンジの先端に装着するだけで薬液を 30〜100 μm の細かい霧状に噴霧することができます．

そして希釈ですが，投与量が多すぎると鼻腔から薬剤が垂れて出てきてしまいます．目安として，片側の鼻腔に対して 1 mL 程度を上限とすると流出が少なくすみます．例えばミダゾラムを投与する際には，経静脈投与を行う際には 1 mg/mL に希釈することが一般的ですが，経鼻投与の際には希釈を調整して体重によっては原液投与にする必要があります．

浸潤麻酔薬の使用

小児の創傷処置では皮下への穿刺による局所麻酔の場面が患児が最も嫌がる山

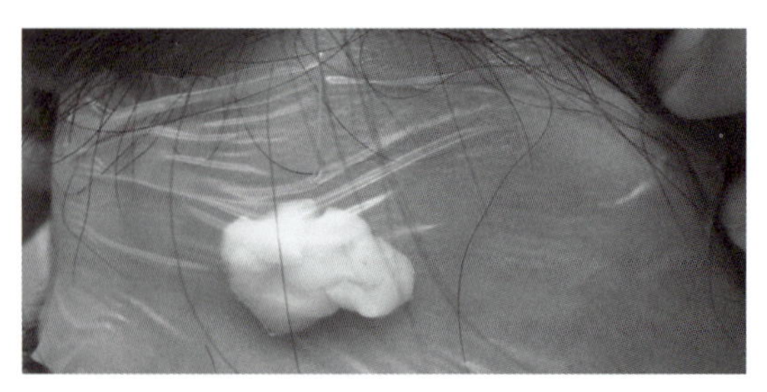

図 8-6　LET の使用方法

場になることが少なくありません．痛みのコントロールさえできれば，処置自体はDVDなどを見ながらじっと我慢できる患児は多いです．しかし「注射をされること」への恐怖やその痛みで一度恐がり，泣き出してしまった患児は，処置にも怖がってしまいがちです．針を使用しない鎮痛方法である浸潤麻酔は，鎮痛の時点での恐怖や痛みがきわめて少ないことにメリットがあります．

日本ではあまり一般的ではありませんが，LET(LAT)と呼ばれる浸潤麻酔薬が欧米は広く使用されています．合剤になっている2種類の局所麻酔薬と1種類の血管収縮薬の成分，リドカイン，エピネフリン(アドレナリン)，テトラカインの頭文字でLET(LAT)と呼ばれます．綿球に染み込ませて創部に圧着させて，約30分程度待つことで効果を得ます(図 8-6)．鎮静の併用を計画している場合は，待ち時間は絶飲食として，寝かせないように努力してもらいます．LETのみで縫合が可能な鎮痛効果を得られる割合は頭部顔面の創傷で約9割，その他の部位ではこれより低くなると報告されています．小さな創や浅い創ほど有効性が期待できます．筆者の使用経験としては，創への充填と圧着が不十分だと鎮痛が不十分になりやすい印象です．エピネフリンが添加されているので，十分薬効があると血管収縮のため創がやや白色に変化して見えることが多いのも特徴的です．

現在日本ではLETを採用していない施設が多いと考えられます．LETの採用にあたっては院内での混合が必要であるため，倫理委員会や薬事委員会での承認が必要でやや手続きが煩雑です．キシロカイン® ゼリーは多くの施設で採用されていると考えられますが，キシロカイン® ゼリーでの麻酔効果は縫合には十分ではないでしょう．そこでやむなく創部への皮下注射で鎮痛を行う際に，できるだけ痛みを減らす工夫を以下に挙げます．

① 針を見せないように，視界の遮りや運搬経路を考える

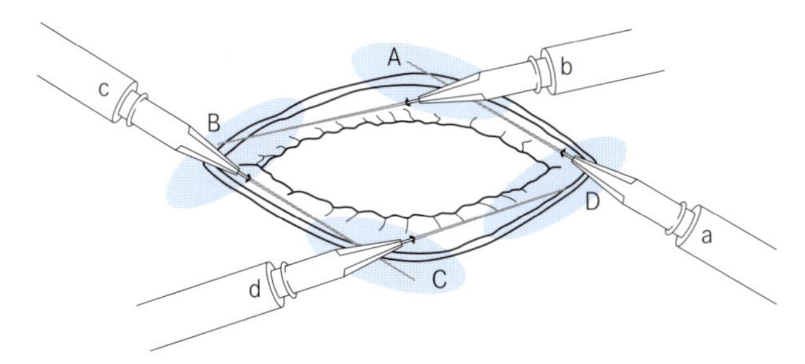

図 8-7　局所麻酔の方法：parallel margin infiltration
A：a の穿刺で鎮痛が効いている範囲．2 回目の穿刺(b)は A の範囲に行う．

② 緩衝剤としてリドカイン注射液 9 mL に対して重炭酸ナトリウム 1 mL を加える[7)]
③ 薬剤はなるべく体温程度に温める
④ 投与をゆっくり行う(小さなシリンジを使用するとゆっくり投与しやすい)
⑤ 刺入は正常皮膚面からではなく創の内部から行う
⑥ なるべく細い針を選択する
⑦ 2 回目に穿刺をする部位は 1 回目の穿刺で麻酔薬を投与した範囲に行うようにする(図 8-7)．3 回目以降も同様に行う．

患児，保護者への説明

一般的に小児への説明では「バイキンマンをやっつけるためにチックン頑張ろう」などと言葉を平易にする工夫が行われていると思われます．この説明を聞いて「よし，頑張ろう」と思うのは何歳くらいからでしょうか．

処置時の患児への説明においては，今から何が行われるか，どんな感覚が生じるか，どのような協力を必要とするか，どのくらい時間がかかるかといったことがポイントになります．しかし子どもはその発達の程度によって説明を理解する能力が異なるため，それぞれの患児に適した説明の程度，内容を選択する必要があります．

子どもが他人の行動を見て，その行動を理解するには「心の理論」を獲得する必要があると考えられています．言い換えれば「心の理論」を獲得していない子どもに対して，他者である医療者がこれから行う苦痛を伴う処置を説明し，理解させ，協力を得ることはきわめて困難なことでしょう．

心の理論の獲得に関しては誤信念課題という実験を通じた研究が古典的です．誤信念課題としてはマクシ課題(Wimmer and Perner, 1983)，サリー・アン課題，スマーティ課題が有名ですが，ここではマクシ課題を紹介します．簡単に説明すると，「マクシという少年がチョコレートをAという場所(例：リュックの中)にしまって遊びに出かけてしまい，その後マクシの母親がチョコレートをB(例：緑の棚)に移動しました．母親は買い物に出てしまいます．」というストーリーを絵とともに子どもに見せます．そして「その後帰宅したマクシは，チョコレートがどこにあると思うでしょうか？」という質問をします．Aと回答するのが正解で，Bと回答するのが誤った回答です．古典的には心の発達とともに正答できると解釈されていて，3，4歳では低い正答率ですが7歳頃にはほとんどの子どもが正解するようになるため，この頃に「心の理論」を獲得すると考えられてきました．最近は，他人に心があることを理解するのはもう少し早くからではないかと考えられています．

医療者の説明と誤信念課題は1対1対応で考えられないかも知れませんが，論理的思考，他人の立場に立った理解は幼児期には難しいことがわかります．

保護者への説明は鎮静前，鎮静後それぞれにポイントがあります．鎮静前の説明としては，鎮静の必要性や利点と副作用のリスク，経過観察も含めて見込まれる時間，鎮静しなかった場合の利点と欠点，使用する予定の薬剤の種類と特徴，処置中に子どもがどのような状態になるか，などがポイントになります．特にケタミンを使用する場合は眼振や，解離性麻酔特有の体動や発語について事前に説明しています．有害事象や保護者から見て不安になる反応が現れた場合に，事前に説明されていれば「言われていた通りですね(予定通り，あるいは予想の範囲内)」と思ってもらえますが，事後の説明をすると「本当に大丈夫なのか(あわてて取り繕っているのではないか)」と不安に思われてしまうこともあります．多くの事柄を漏れなく説明することは困難なので，事前に同意書に注意点を記載しておき，それに沿って説明することを推奨します．書面での説明，同意はガイドライン上も推奨されています[2, 3, 8]．

帰宅時の説明のポイントは，鎮静後に起こりうる有害事象とその有害事象への対処方法です．具体的には，8時間程度は1人で入浴させないこと，経口摂取は2時間程度避けてまず水分から開始することなどを説明します．

鎮静後の説明項目に関しても，鎮静前の同意書と同様に帰宅時の説明書として書類を作成し，保護者が理解したことを記載もしくは同意書にサインをもらいカルテに取り込むことが推奨されます[2)]．

鎮静時に用いるチェックシート(付録 5，p 238)，鎮静の同意書，帰宅時の説明書(付録 6，p 239)の作成には「MRI 検査時の鎮静に関する共同提言」[2)]が参考になります．

Q&A

Q 慣れていない小児の患者に鎮静をかけることが不安ですが，どうにかなりませんか？

A 確かに小児への処置に慣れていない医師が不安を感じながら鎮静を行うことはリスクが高いといえます．ガイドライン上は中等度異常の鎮静を行う際には，気道管理や蘇生のスキルがある人が処置に入らずに同席することが推奨されています．また，全身状態が悪い患児や 1 歳未満の患児への鎮静は麻酔科にコンサルトすることが推奨されています．

処置鎮静の際には麻酔科へコンサルトし，救急外来に麻酔科医が来て鎮静を行っている病院も実際にあります．院内での応援体制を構築することが大切だと思われます．

Q 保護者は鎮静時，処置時には待合室に出すべきですか？

A 古い研究ですが，文献的には同席を希望する親は同席させたほうが親の不安を減らすといわれています．また同席により処置の成功率は変わらなかったそうです[9)]．ガイドラインでは，同席してもらい，手を握るなどの役割を与えることが推奨されています[3)]．

筆者は可能な限り同席してもらっていますが，実際には同席したことで泣き出してしまう保護者や，処置内容に介入したがる保護者がいるので，保護者のキャラクターや希望，処置を行う医師の経験に応じた対応が望ましいと考えています．

表 8-5　LET 液のレシピ

組成	最終濃度		当院での実際の原材料	
	原法	変法		
リドカイン	4%	2%	キシロカイン® 液「4%」	5 mL
エピネフリン	0.1%	0.05%	ボスミン® 外用液 0.1%	5 mL
テトラカイン	0.5%	0.5%	テトカイン® 注用 20 mg「杏林」	50 mg

Q LET 液のレシピを教えてください

A 表 8-5 に示します．LET の原法ではリドカインの最終濃度が 4% ですが，そのためには 8% の原液が材料として必要です．日本では医薬品としては 8% の原液がないため，東京ベイ・浦安市川医療センターでは最終濃度が 2% となる変法を採用しています．

文献

1）Miller RD（ed）：Miller's Anesthesia, 8th ed. Saunders, 2014, Chapter 93 Pediatric Anesthesia, 2757-2798

2）日本小児科学会，日本小児麻酔学会，日本小児放射線学会：MRI 検査時の鎮静に関する共同提言．2013（2015 一部修正）

3）National Institute for Health an Clinical Excellence：Sedation in children and young people. 2010 https://www.nice.org.uk/guidance/CG112［2016 年 9 月 30 日閲覧］

4）Elikashvili I, Vella AE：An Evidence-Based Approach To Pediatric Procedural Sedation. Pediatr Emerg Med Pract 9, 2012
https://www.jpeds.or.jp/uploads/files/20150129.pdf

5）日本麻酔科学会：麻酔薬および麻酔関連薬使用ガイドライン，第 3 版第 4 訂，2016
http://www.anesth.or.jp/guide/index.html［2016 年 9 月 30 日閲覧］

6）National Institute for Health an Clinical Excellence：Sedation in children and young people. 2012〔3）の追加事項〕
https://www.nice.org.uk/guidance/cg112/evidence/evidence-update-136283437［2016 年 9 月 30 日閲覧］

7）Capeda MS, Tzortzopoulou A, Thackrey M, et al：Adjusting the pH of lidocaine for reducing pain on injection. Cochrane Database Syst Rev（12）CD006581, 2010

8）Guidelines for monitoring and management of pediatric patients during and after sedation for diagnostic and therapeutic procedures：an update. Pediatrics 118：2587-2602, 2006

9）Bauchner H, Vinci R, Bak S, et al：Parents and procedures：a randomized controlled trial. Pediatrics 98：861-867, 1996

2 高齢者における注意点

Quote

老は成長でも退歩でもない．ただ「変化」である．

詩人：萩原朔太郎

Point

- ☑ 加齢に伴い生理機能は一般的に低下しているが，個人差も大きい
- ☑ 高齢者では鎮静薬，鎮痛薬の感受性が高くなっている
- ☑ 高齢者は，オピオイドによって呼吸抑制が起きやすい
- ☑ 高齢者は，薬剤の濃度が下がりにくい
- ☑ 高齢者は，polypharmacy（多剤多量処方）の患者が多い
- ☑ 高齢者はバッグバルブマスクによる陽圧換気が難しい

▼

高齢者の処置時の鎮静および鎮痛（PSA）は，
反応をみながら，少量ずつ，ゆっくり，間隔をあけて投与！

前章では，特殊な患者として小児を扱いました．ここでは，同じように注意を必要とする対象として，高齢者の処置時の鎮静および鎮痛（PSA）について述べたいと思います．

科を問わず，高齢者への処置の機会は多い

日本は世界でも稀にみる超高齢化社会です．内閣府が，毎年高齢社会白書という疫学データのまとめを発表しています．それによると，2014年度の時点で，前期高齢者（65〜74歳）人口は1,708万人，後期高齢者（75歳以上）人口は1,592万人，合わせると約3,300万人で，総人口の26.0％が高齢者でした．すなわち，全人口の4人に1人が高齢者ということになります．

総務省が発表している平成27年のデータ（集計は平成26年）では，実に救急搬送の半数以上が，65歳以上の高齢者の搬送でした．転倒などの外傷も多く，そ

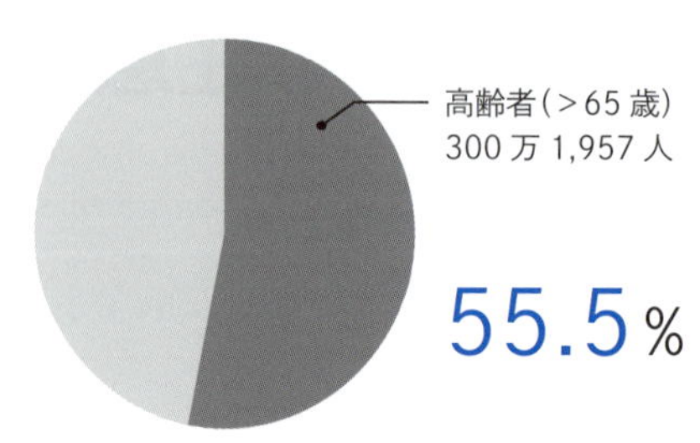

図 8-8　救急搬送に占める高齢者の割合
（総務省消防庁平成 27 年版　救急・救助の現況より作成）

れによる骨折も珍しくありません．そのため，骨折や脱臼の整復のために，PSA が必要になることがあります(図 8-8)．

したがって，小児科を例外にして，何科を専門にしていても，高齢者を診ないということはほぼありません．そのため，PSA に関わる医療従事者は，高齢者における注意点について知っておく必要があるといえるでしょう．ポイントは，“反応を見ながら，少量ずつ，ゆっくり，間隔をあけて投与”です．その理由を下記で述べようと思います．

生理機能の低下＋個人差が大きい

加齢に伴う生理的変化は，高齢者の PSA を行ううえで重要です．ポイントは，加齢に伴い生理機能は一般的に低下しているが，それにはかなり個人差があるということです．表 8-6 に加齢に伴う生理的変化をまとめます．
この表でも明らかなように，一般的に高齢者では，多くの臓器で機能が低下しています．そのため，高齢者の PSA では，若年者と比べると薬剤の効果が強く出やすく，効果も遷延しがちです．また，血圧低下や低酸素などの合併症も発生しやすくなります．

高齢者では個人差も大きくなります．同じ 80 歳でも，寝たきりで介護が必要な患者と，毎日畑仕事をしている患者では，生理的な機能が違ってくるのは，みなさんの経験からも納得かと思います．図 8-9 は，加齢に伴う生理的変化と機能的予備能の関係を表しています．年齢を重ねるに従って，個人差が広がっていきます．

結果として，以下の点に注意して薬剤を投与することが重要になるのです．

表 8-6 加齢に伴う生理的変化と鎮静時のポイント

	変化	鎮静時の注意点
心血管	変力性↓ 変時性反応↓ 拡張不全，動脈硬化，心不全，伝導障害など	血圧低下が起こりやすい 心拍出量の代償が働きにくい
呼吸器	肺活量↓ 呼吸筋力↓ 気道抵抗↑ ガス交換に関わる肺胞表面↓ 換気応答↓ 誤嚥リスク↑	低酸素/高二酸化炭素血症になりやすい
中枢神経	神経伝達物質の活性↓	鎮静が強く出やすく，かつ効果が遷延しがち
体温調節/体内組成	基礎代謝と熱産生↓ 全水分量↓ 体脂肪の比率↑	
肝機能	門脈血流，肝動脈血流 30〜40％↓ 肝重量 25〜35％↓ ⇨肝代謝薬物のクリアランス低下	鎮静効果が遷延しがち
腎機能	腎血流量↓ 糸球体濾過率は，若年者の 60％ 程度	

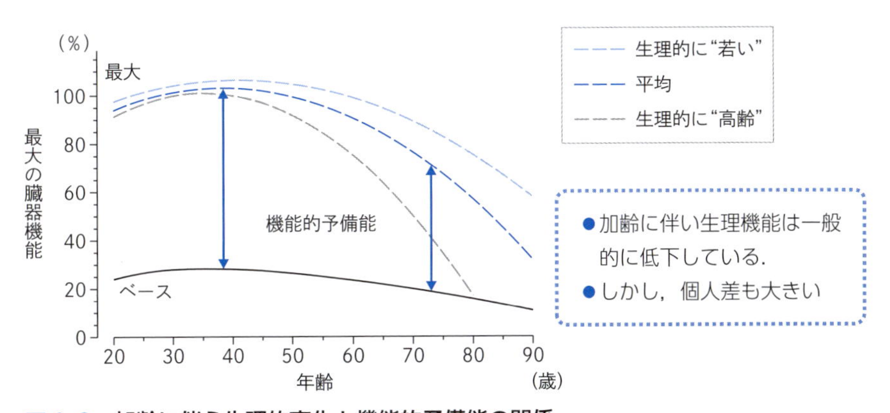

図 8-9 加齢に伴う生理的変化と機能的予備能の関係
〔McLeskey CH (ed)：Geriatric Anesthesiology. Williams & Wilkins, Baltimore, 1997〕

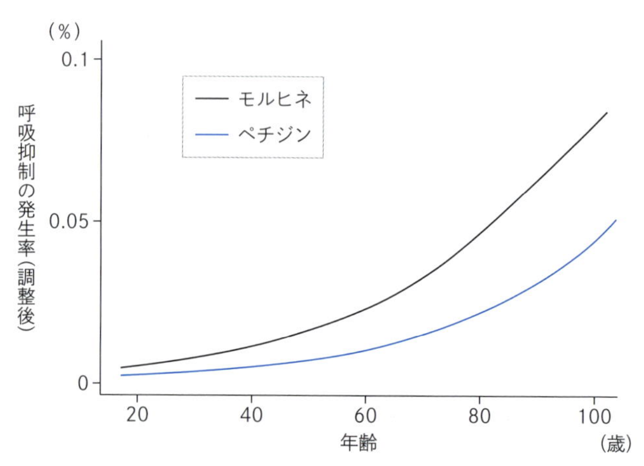

図 8-10　**オピオイド系(モルヒネ，ペチジン)による呼吸抑制の頻度と年齢の関係を表した図**

加齢に伴い生理機能は一般的に低下している
　➡少量ずつ，ゆっくり
個人差が大きい
　➡反応をみながら

高齢者では鎮静薬・鎮痛薬の感受性が高い

PSA で，最も頻度が多い合併症はなんだったでしょうか？

そう，気道および呼吸器関係です．

高齢者を対象では，オピオイド系の鎮痛薬によって呼吸抑制が起こりやすいというデータがあります．この研究では，16～45 歳を基準にした場合，呼吸抑制の頻度に関して，60 歳代で約 2 倍，70 歳代で約 5 倍，80 歳以上では約 9 倍の頻度で呼吸抑制が発生していました(図 8-10)

処置時の鎮痛に関しては，オピオイド系の鎮痛薬を使うことが多くなります．若年者では問題ないような投与量でも，呼吸抑制を代表とする合併症が起きやすいことを念頭に，投与することが重要です．

オピオイド系以外でも注意が必要です．高齢者の場合，同じ鎮静薬の血漿濃度

EBM オピオイド系による呼吸抑制の頻度[1)]

※16〜45歳を1とした場合
- 61〜70歳：2.1倍
- 71〜80歳：5.4倍
- ＞80歳：8.7倍

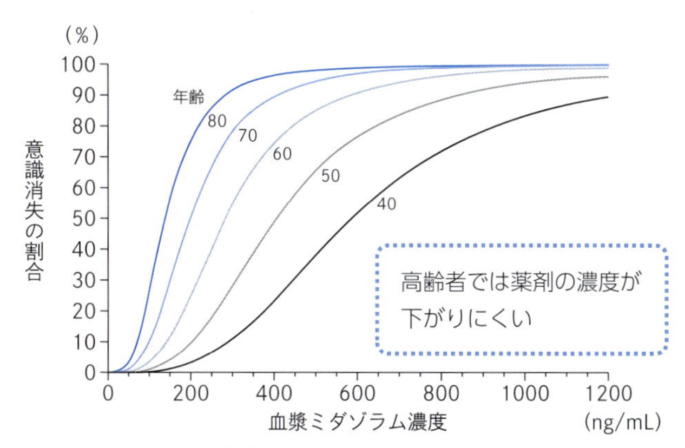

図8-11 血漿ミダゾラム濃度と意識消失の割合，およびその年齢との関係

でも，若年者と比べると効果が出やすいというデータがあります．図8-11では，ミダゾラムの血漿濃度と，ある一定の濃度で患者の何割に効果があったか(ここでは，意識消失：声かけに反応しなくなる)を，年齢で比較して提示しています．40歳代の患者なら，効果が出るのが患者の1割に満たないような低い血漿濃度(例：200 ng/mL)において，80歳代の患者なら8割近くに効果が出ているのがわかります．

この図からも，高齢者に若年者と同じような鎮静薬の投与方法を行うと，過鎮静の危険があることがわかります．

プロポフォールでも，加齢ごとに入眠に必要な血中濃度が低くなるという，ミダゾラムと同様の効果がみられます．どの薬剤を用いるにしても，通常より少量を投与する方法が安全でしょう．

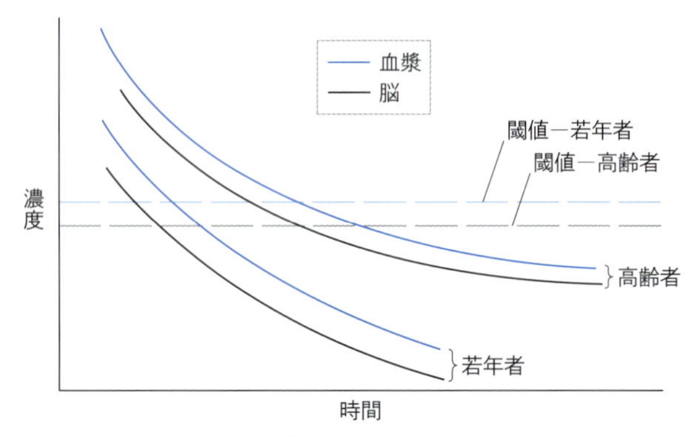

図 8-12　ある薬剤をボーラス投与した場合の若年者および高齢者における濃度の変化(推測値)

高齢者では薬剤の濃度が下がりにくい

高齢者の場合，一度体内に入った鎮静薬はなかなか濃度が下がりません．図8-12は，同一投与量での，血漿および脳内での濃度と時間の関係を示しています．若い患者では，時間とともに速やかに濃度が低下していくのに対して，高齢者の場合，濃度の低下が遅延しているのがわかります．

高齢者では，薬剤の濃度が下がりにくいために，高齢者の PSA においては，薬剤投与の間隔をあけることが重要になります．また，呼吸抑制などの合併症が生じた際も，回復するまでに時間がかかります．

実際の症例においても，鎮静薬を高齢者に投与して，効きすぎて驚き(例：浅い鎮静の予定が，深鎮静に)そして，その効果が持続してさらに驚き，冷や汗を流しなら対処する(例：BVM にて陽圧換気を数分に渡って続ける)ということは，珍しくありません．

そうならないためにも，“高齢者の PSA は，反応を見ながら，少量ずつ，ゆっくり，間隔をあけて投与！”ということが重要になります．薬剤を追加投与したり，持続投与したりする場合には，context-sensitive half time にも注意する必要があります(図 4-3，p 79)．鎮静遅延のリスクになります．

高齢者では polypharmacy(多剤多量処方)の患者が多い

高齢者の場合，若年者と比べて，抱えている疾病が一般的に多く，服薬してい

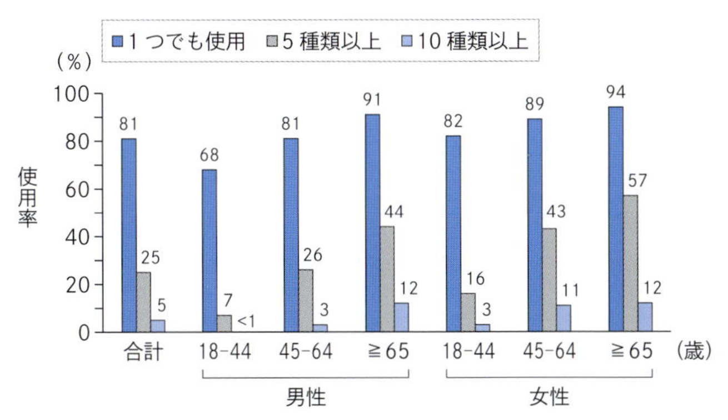

図 8-13　(前の週の時点における)処方薬，市販薬などの薬の使用と年齢，性別の関係

る薬も多くなります．数種類以上の薬剤を飲んでいるということも珍しくありません．米国の研究では，65歳以上の高齢者では，半数以上が5種類以上の薬の服薬があると答えています(図 8-13)．日本においても，同様の報告がみられます．

一般的に，1人の患者が4種類以上の薬剤を服薬している場合，polypharmacyや多剤多量処方などと呼ばれ，注意が必要です．

薬剤のなかには，βブロッカーなどの降圧薬やインスリンなどの糖尿病薬があることも珍しくありません．βブロッカーを内服している患者では，痛みなどがあっても頻脈になりにくく，また低血圧をきたしやすいという点に注意が必要です．またインスリンを使用している患者では，処置後の経過観察中に低血糖になっていないか注意が必要です．

高齢者はバッグバルブマスクによる陽圧換気が難しい

気道に関する評価に関しては，Part 2で扱っているので参照してください(p 31)．ただ，高齢者は一般的にBVMによる陽圧換気が難しいという特徴的は最低限知っておく必要があります．

BVMにて陽圧換気の難しさを評価するツール(例：MOANS)でも，高齢者の場合は，当てはまる項目が多くなります．

気道確保や陽圧換気が必要になった際に，その対処が自分の技術や，周りにあ

MOANS BVMによる換気困難の予測因子

Mask seal	マスクの密着を妨げるもの(例：髭)
Obesity	肥満
Age≧55	高齢 ← 注意が必要
No teeth	歯がない ← 注意が必要
Stiff lungs	COPDや喘息，妊娠後期 ← 注意が必要

る機材で難しいと判断した場合は，手技を行う前に，麻酔科や鎮静に慣れた者にコンサルトを行う必要があります．

Q&A

Q 高齢者の処置時の鎮静は，いろいろ注意する点が多くて不安になってきました．

A 事前にリスクを評価し，準備を行い，症例に応じた計画を立てるという原点に立ち返れば，実はそれほど難しくはありません．どのような症例でも，体系だって評価するクセを身につけておけば，高齢者だからといって特別に不安になる必要はないでしょう．評価したうえで難しいと感じた際には，麻酔科などの助けを借りることも検討しましょう．

Q 少量投与とは，具体的にどれくらいの量を投与すればよいのでしょうか？

A 通常の半量程度から投与するのが安全です．具体的には，50 kgの理想体重の普通の成人であればフェンタニルは50 μg(1～2 μg/kg)を使用します．高齢の場合，まずその半量の25 μgを投与してみて，反応をみるといった感じです．

文献

1) Cepeda MS, Farrar JT, Baumgarten M, et al：Side effects of opioids during short-term administration：effect of age, gender, and race. Clin Pharmacol Ther 74：102-112, 2003

Part 9

ケーススタディ

1 骨折整復の患者

Case 1

患者情報	55 歳，男性
主訴	右腕の痛み
現病歴	脚立にのぼって庭木の剪定をしている際に誤って転落し受傷した．意識消失なし．右前腕の変形，腫脹があり，単純 X 線にて右橈尺骨の骨折を認めた．転位を伴う骨折を認めた．徒手整復が予定された
喫煙歴	あり
既往歴	逆流性食道炎
手術歴	なし
内服歴	プロトンポンプ阻害薬（オメプラゾール）200 mg/分 1
アレルギー	なし
最終飲食	7 時間前にトーストとコーヒー
身体所見	身長 150 cm，体重 45 kg バイタルサイン：血圧 140/88 mmHg，脈拍 50/分，呼吸数 18/分，SpO_2 92％ room Air，体温 36.7℃ 全身：意識清明，気道：可動域制限あり，頭部顔面：異常なし，心血管系：異常なし，肺：異常なし，腹部：圧痛なし，背部：圧痛なし，四肢：異常なし
神経学的所見	GCS15　ほかには所見なし

LEMONS

Look externally	問題なし
Evaluate the 3-3-2 rule	問題なし
Mallanpati	問題なし
Obstruction	問題なし
Neck mobility	問題なし
Saturation	92％ でやや低い

Questions for this case

鎮静前評価

- **この患者のリスクは？**

  病歴上：逆流性食道炎，身体所見上：徐脈，SpO_2 92％．

- **追加で評価すべきことはあるか？**

  家族の迎えあり．

- **ASA 分類は？**

  逆流性食道炎のみで ASA Ⅰ．

逆流性食道炎の既往をもつ成人男性の前腕の骨折です．ER でよく遭遇する状況でしょう．まずは一通り問診と診察を行ってリスクを評価します．PSA を行う場合は，常に「この患者が挿管になるとしたら？」という観点で考えます．実際に挿管になるようなケースはほとんどありませんが，もしそういう状況に陥った場合は，すみやかに対応をする必要があるため，あらかじめ準備しておきましょう．「浅き川も深く渡れ」ということわざがあります．一見浅そうに見える側も，実は深いことがあるため，深い川だと思って渡れという意味です．用心をしていれば，いざというときに危険な状況に陥ることは少なくなるでしょう．

この症例の場合，脈拍が 50/分と遅いのが気になります．鎮静薬には循環抑制の副作用をもつ薬が多いため，徐脈になる薬剤は使いにくいでしょう．次に SpO_2 が 92％ と少し低めです．呼吸数は正常で，全身状態も安定していることから，急性の呼吸不全ではなさそうです．しかし呼吸抑制が生じた場合には，SpO_2 の低下は早いでしょう．あらかじめ酸素を少し投与しておいてもよいかもしれません.

高齢者は義歯の有無についても確認しておきましょう．あらかじめ外しておく必要はありませんが，確認しておくとあわてなくてすみます．食事は7時間絶飲食であり，問題ありません，頸部で軽度の可動域制限がありますので，挿管の際に問題になるかもしれません.

次にLEMONSを評価します．この方は首の場合は，可動域制限とSpO_2の低下が該当します.

鎮静の計画

● 鎮静のゴールは何か？　鎮静レベルの目標は？

次に具体的なプランを作成します．まず鎮痛と鎮静について分けて考えてみます．骨折の整復はかなりの痛みを伴いますので，十分な鎮痛が必要です．一方で鎮静はどうでしょうか？　骨折の整復では痛みさえコントロールできれば，覚醒していても問題ありませんから，鎮静は必ずしも必要ではありません．鎮静を行うのは患者さんの不安が非常に強く処置に影響するような場合のみでよいでしょう．次に鎮静レベルを考えます．もし行うとしても浅い鎮静で十分でしょう．入眠はせずに少しぼーっとする程度です．軽度の鎮静であれば，合併症の可能性は低いので，より安全に行うことができます.

● どの薬剤を使うか？　用量，投与経路はどうするか？

鎮痛薬としてはフェンタニルがよく用いられます．なんといっても鎮痛効果は抜群です．しかし鎮静効果はありません．鎮静と鎮痛効果を一剤で得るにはケタミンが適しています．ケタミンは日本では麻薬指定されているため，管理が厳しくなりました．一時期は使用量が減りましたが，一剤で鎮痛と鎮静を併せもつことや他の薬剤との相性のよさからあらためて見直され，最近では使用される頻度が急速に増えています．今回もケタミンを使用してみましょう.

ケタミンは1～2 mg/kgで使用します．製剤は50 mgと200 mgがあります．この方は45 kgですから，45～90 mgということになります．切りよく50～100 mgでよいでしょう.

- **徐脈の患者さんではケタミンが使いやすい**

● 代替方法について

他の方法はないでしょうか？　鎮痛に関してはNSAIDsを使用するという方法もあります．しかし，効果が発現するまでに時間がかかりますし，骨折の痛みはNSAIDsのみでコントロールすることは難しいでしょう．もう1つの方法は血腫ブロックです．骨折部位に1%キシロカイン®を局注します．これはうまく行うと非常に有効で，患者さんはまったく痛みを訴えません．整形外科の先生には血腫ブロックのみで整復を行う方もおられます．

● 非麻薬性鎮痛薬について

日本では麻薬を使用しない場合，ペンタゾシン（ソセゴン®）やブプレノルフィン（レペタン®）などの非麻薬性鎮痛薬が使用されることが多いようです．非麻薬性鎮痛薬は麻薬処方箋が不要で，使用しやすい薬剤ですが，効果が弱く，鎮痛不足になりがちです．また天井効果があるため，ある一定以上はいくら用量を追加しても十分な鎮痛効果が得られなくなります．またペンタゾシンは麻薬と拮抗作用があるため，ペンタゾシンのあとに麻薬を追加すると効果が落ちてしまいます．他によい麻薬がある状況ではあまり出番はないでしょう．

● バルビツールについて

日本では骨折の整復時にチオペンタール（ラボナール®）などの超短時間型のバルビツレートが用いられる施設もまだまだ多いようです．筆者の施設でも10年ほど前はラボナール®が主流でした．バルビツレートは効果発現が早く，鎮静効果も強力ですが，鎮痛効果は全くありません．痛みの強い処置を，鎮痛効果なしで行うためには中等度から深い鎮静が必要となります．そうすると鎮静の合併症が起きる可能性が高くなります．安全なセデーションを行うためには，鎮痛をしっかり行って，なるべく鎮静を少なくすることがポイントです．まずは鎮痛をしっかりと行うようにこころがけましょう．

本症例をふりかえり

比較的低リスクの症例の処置でした．鎮痛鎮静が必要な場面では鎮痛をしっかり行えば鎮静は必要ないことが多いです．徐脈の患者さんではケタミンが使いやすいということを覚えておきましょう．ケタミンは一剤で鎮痛，鎮静の療法を兼ね備え，とても便利な薬剤です．麻薬指定ではありますが，上手に使いこなしたい薬剤の1つです．

Pitfall

✖ **評価なしに鎮静を行う**
（患者の状態，リスクを踏まえたプラン作成が重要）

✖ **鎮痛なしに鎮静を行う**
（痛いままで鎮静を行うと鎮静薬の量が増えてしまい，リスクが増大する）

✖ **処置を優先して急いで鎮静・鎮痛してしまう**
（あわてると過量投与になりがち）

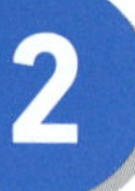

除細動の症例

Case 2

患者情報	68 歳，男性
主訴	1 時間前からの動悸
現病歴	以前より心房細動の発作を繰り返している患者．就寝中に動悸を感じて，朝 6 時に目が覚めた．しばらく様子をみたが改善しないため，独歩にて救急外来受診．心電図上心房細動を認めた．抗不整脈薬を使用するも洞調律に復帰せず，電気的除細動が計画された
既往歴	高血圧，心房細動，糖尿病(HbA1c 5.9％)，3 日前より上気道炎
手術歴	なし
内服歴	アムロジピン 5 mg/分 1，ベラパミル 120 mg/分 3
アレルギー	なし
最終飲食	前日の 19 時に夕食
身体所見	身長 168 cm，体重 70 kg バイタルサイン：血圧 95/58 mmHg， 脈拍 146/分，不整，呼吸数 16/分，SpO_2 98％ room Air，体温 36.2℃ 全身：意識清明，気道：可動域制限なし，頭部顔面：異常なし，心血管系：心雑音なし，肺：異常なし，腹部：圧痛なし，背部：圧痛なし，四肢：異常なし
神経学的所見	GCS15　ほかには所見なし

LEMONS

Look externally	問題なし
Evaluate 3-3-2 rule	問題なし
Mallampati	問題なし
Obstruction	問題なし
Neck mobility	問題なし
Saturation	98％

Questions for this case

鎮静前評価

- **この患者のリスクは？**

病歴上：3 日前に上気道炎，身体所見状：短頸である．

- **追加で評価すべきことはあるか？**

家族の迎えあり．

- **ASA 分類は？**

コントロールされている高血圧，高血圧のみであり，ASA Ⅲ．

高齢者の頻脈性心房細動に対する除細動です．薬剤による除細動はうまくいきませんでした．この方の場合は血圧が低めであり，高血圧の既往があることを考えると，循環動態が不安定になりつつあります．これ以上薬剤を追加するよりも電気的除細動を行うほうがよいでしょう．LEMONS では特に異常はないようです．

鎮静の計画

- **鎮静のゴールは何か？　鎮静レベルの目標は？**

電気的除細動はかなりの疼痛を伴う処置です．しっかりとした鎮痛に加えて，鎮静も行ったほうがよいでしょう．鎮静のレベルは中等度から深い鎮静を目指します．

- **どの薬剤を使うか？　用量，投与経路はどうするか？**

鎮痛と鎮静を同時に行う際には p 187 の骨折整復症例のようにケタミンが便利です．しかしこのケースでは 3 日前に上気道炎の既往があります．ケタミンは稀に喉頭痙攣の副作用が起きることがあり，上気道炎，肺炎，喘息後は喉頭痙攣が起こりやすくなるために禁忌です．今回は鎮痛にはフェンタニルを使用してみましょう．日本では鎮痛薬としての麻薬は手続きやや煩雑なこともあって，使用していない施設も多いですが，鎮痛効果は非常に高いので，フェンタニルを使用すると鎮痛が非常にうまくいくようになります．「フェンタニルをうまく使いこなす」ということがステップアップのポイントです．

フェンタニルは 1～2 μg/kg で使用します．この患者さんは 70 kg ですから 70～140 μg になります．フェンタニルは 1 A 100 μg ですから，切りよく 1 A を使用します．ただし，この方は高齢ですので，半量から開始したほうがよいでしょう．高齢者では薬剤の代謝が低下するため，効果の発現まで時間がかかることがあります．したがって通常の半量を，通常より時間をあけて投与するのが基本です．高齢者に限ったことではありませんが，薬剤が足りない場合は追加すればよいですが，もし多すぎた場合にそれを減らすことはできません．少量を時間をかけて投与することが，確実で安全なやり方です．デメリットとしては時間がかかることです．したがって，あらかじめ高齢者の場合は処置の開始までに時間の余裕をもって望みましょう．手技を行う医師が別にいる場合はその旨を伝えておきましょう．処置をする医師に急かされて，はやく効かせようと，あわてて薬剤を投与してしまうと過量投与になりやすく，結果として処置の時間が遅くなってしまうこともあります．

鎮静薬にはプロポフォールとミダゾラムがあります．同様の効果がありますが，プロポフォールのほうが導入が早く，しかし血圧が下がりやすいという特徴があります．覚醒する時間はプロポフォールのほうが早いですが，逆に考えるとミダゾラムのほうが追加投与が少なくてすむと考えることもできるので，これは利点にも欠点にもなります．本症例では心房細動の頻脈のため血圧がやや低下しています．普段の血圧がわかりませんが，もともと高血圧でアムロジピンを飲んでいることを考えると，見た目の数字以上に低下していると考えたほうがよさそうです．こういう場合にはプロポフォールは使いにくいため，ミダゾラムを使用しましょう．ミダゾラムは通常 0.03 mg/kg で使用します．今回の症例では 70 kg なので，2.1 mg になります．こちらも高齢者なので，半量として 1 mg から開始しましょう．

ケタミンはどうでしょうか？　ケタミンには鎮痛効果と鎮静効果があり，便利ですが，脈拍を上げる作用があり，この場合頻脈が悪化してしまうため使用できません．

- **フェンタニルをうまく使いこなそう**
- **高齢者では薬の効きすぎに注意．半分の量をゆっくり使用**

Pitfall

✖ **高齢者に通常量の薬剤を投与する**
（通常の半量を，時間をかけて）

✖ **循環動態の不安定な患者にプロポフォールを使う**
（ミダゾラムを用いる）

3 縫合を必要とする小児

Case 3

患者情報	3歳3か月　女児
主訴	顔面打撲
現病歴	日曜日に両親と公園へ遊びに行った．滑り台の階段を上ろうとして1段目で踏み外し，階段で顔面を打撲した．両親の目撃があり．すぐに泣き出した 眼瞼に創があり出血しているため両親が車で連れて受診．病院に向かう車内で泣き止んだ直後は眠そうにしていたが，来院時にはいつも通り元気に走り回って遊んでいる．嘔吐はみられない
既往歴	2〜3週間前にインフルエンザに罹患
手術歴	なし
内服薬	なし
アレルギー	なし
最終飲食	5時間前に朝食，1時間半前にリンゴジュース
身体所見	身長95 cm，体重15 kg バイタルサイン：血圧95/65 mmHg，脈拍数98/分，呼吸数24/分，SpO_2 99% room Air，体温36.5℃ 左上眼瞼に2 cm挫創あり その他特記すべき異常所見なし
神経学的所見	眼球運動に問題なく全方向に追視する．歩行時にふらつきなく，手指の微細運動もできている

Questions for this case

鎮静前評価

● この患者のリスクは？

既往歴に直近のインフルエンザがあるのは鎮静のリスクになる可能性があります．高熱や気道症状が活発な患児はASAⅡかⅢになりますし，分泌物が多い場合は薬剤の選択で考慮する必要があります．この患児ではすでに症状が消失して治癒していたため，リスクとしてはASAⅠとしました．

絶食時間に関しては，2-4-6ルールで判断すると食事があと1時間，飲水は30分で満たします．診察や静脈路確保，LETの鎮痛に時間がかかるため，実際に鎮静を開始する時間には2-4-6ルールを満たすことができそうです．待っている間に食事や水分を摂らないように注意します．

気道管理のリスクとしてはLEMONやMOANSでわかるハイリスクなものはありませんでした．

● 追加で評価すべきことはあるか？

処置をどの程度動かないで我慢できそうか，診察の時点での協力性を評価します．

加えて合併外傷を把握する必要があります．四肢体幹の外傷がないか診察して，また頭部CTの必要性の有無の判断をします．

処置や鎮静と直接関係はありませんが，小児の外傷を診療する際には虐待の可能性の有無を必ず考えます．

鎮静の計画

● 鎮静のゴールは何か？　鎮静レベルの目標は？

浅く小さな創であり，縫合にかかる時間は5分程度と予想されます．しかし眼瞼近い挫創であり針の操作を視界の外で行うことは困難です．また暴れた際に眼球に器具や針が触れないように中等度から深鎮静が必要だと判断します．

● どの薬剤を使うか？　用量，投与経路はどうするか？

作用時間の的確さ，呼吸や循環への影響の小ささ，鎮痛効果を有していることからケタミンを経静脈的に投与します．activeな上気道症状，痙攣の既往，口腔内操作，頭蓋内圧亢進(これに関しては議論があります)がなくケタミンを避ける理由はありません．麻酔深度の調節性がよい(効果発現が早く，追加投与も容易)

ことと，目標深度が中等度以上であれば静脈路確保が安全であることから経静脈投与としました．投与量は 1 mg/kg を初回投与し，不十分な場合は 0.5 mg/kg ずつ追加します．

計画の利点と欠点は？　どのような代替案があるか？

目の前の患児に対して鎮静下での縫合が必要だと思ったときは，まず救急での処置の必要性，縫合の必要性，鎮静の必要性を一度考え直します．

● 救急外来での処置が必要かどうか

代替案として手術室にて全身麻酔下で形成外科医，あるいは小児外科医が処置を行うことが考えられます．平日の日中であれば院内や近隣の紹介可能な施設へコンサルトすることを考慮します．夜間や休日にはこの選択肢は非常に難しいでしょう．現実的には翌朝の専門科コンサルトまで待つか否かの選択を迫られることが多いです．創部縫合の golden period は 6 時間といわれてきました．6 時間を超えると感染のリスクが高まるため，その時間内に縫合処置を行うことが推奨されています．最近の研究では 12 時間や 19 時間という cut off も提唱されています[1)]．顔面，特に小児の創では，感染のリスクと美容的に問題が起こるリスクのバランスから 6 時間を超えても処置をすることが多くあります．これらのことから，深夜や早朝の受診であれば専門科への連絡のうえで翌朝まで処置を待つという選択肢があります．筆者は感染のリスクを十分に説明のうえで保護者にこの選択肢を提示しますが，翌朝の処置を希望されたことはほぼありません．

● 縫合が必要かどうか

縫合に変わる手段として，hair apposition technique（創の両側にある髪を結ぶことで閉創する方法），スキンステイプラー，ステリストリップ®，ダーマボンド®（皮膚用接着剤）などがあります．

スキンステイプラーでの処置時には鎮痛は縫合と同様に必要になりますが，処置時に患児が動くことはある程度許容されます．このため鎮静を必要とすることは通常ありません．欠点として縫合より傷跡が目立ちやすいため小児の顔面には適しません．また抜鈎までの期間，縫合糸に比べると鈎の違和感があります．特に後頭側頭部の創に使用した場合は枕に当たって嫌がることをデメリットとして考える必要があります．

hair apposition technique，ステリストリップ®，ダーマボンド® はいずれも痛みを伴わない処置で，洗浄の痛みを除けば鎮痛は不要，鎮静も通常は不要です．

いずれも表層のみに寄せる力がかかる方法なので，深い創や大きな創には向きません．さらにステリストリップ®に関しては濡れると剝がれてしまうため，涙，汗，分泌物の多い場所やテープが浮きやすい眉毛部，毛髪部には向きません．

● **鎮静が必要かどうか**

Part 8(p 171)で述べた通り，鎮静の必要性は患者の背景(処置や検査の間どの程度我慢できるかという性格や発達，鎮静をすることへのリスクなど)と行う処置/検査のバランスで決まります．処置としては眼瞼や口腔内の縫合，赤色唇の辺縁を合わせるような繊細な縫合の場合には不動が求められるため，より深い鎮静の必要性が高まります．

ガイドライン上は浅鎮静や中等度鎮静から考慮することが推奨されており，まずミダゾラム経口/経直腸投与や亜酸化窒素を選択肢として考えて，それらでは不十分と判断すればより経静脈的投与によるより深い鎮静を考えます．

ケタミン以外の代替案としてはフェンタニル静注，ミダゾラム静注，プロポフォール静注も考慮されます．静注を選択肢に並べた理由は前項に記載したように目標深度が深く調節性と安全性から静脈路確保が望ましいと判断したためです．フェンタニルに関しては成人ではあまり鎮静効果がありませんが，小児では鎮静効果を有します．ただし確実に中等度の鎮静を得るためにはミダゾラムやプロポフォールのほうが優れた代替案といえます．プロポフォールの使用に関してはPart 8(p 172)で記載したようにPSAでの使用を禁止する根拠はありません．しかし著名人の死やマスメディアの影響から社会的には悪いイメージをもたれがちな薬剤であるため，使用の際には十分な保護者への説明と同意が必要であると考えられます．

3歳頃を目安に，好きな動画をDVDプレイヤーやタブレット端末で再生している間に処置をできることが多くなります．筆者は，創部に貼った穴空き覆い布の一辺を浮かせてつい立てにして，動画や保護者は患児の視界に入るけれども処置の器具や様子は見えないような環境を作るように工夫しています(図9-1)．また鎮痛としてはLET(Part 8，p 174)が有効です．

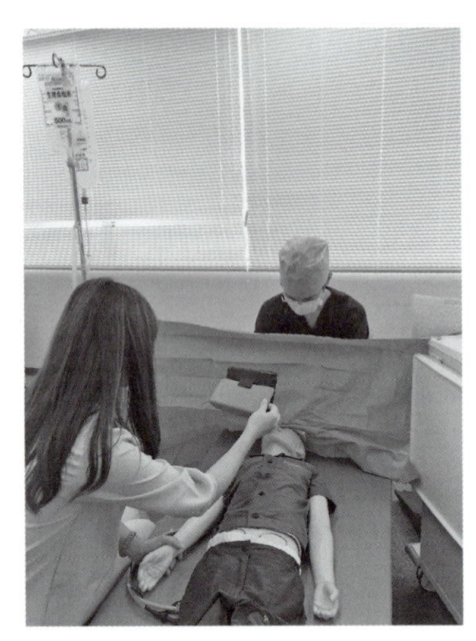

図 9-1　処置時の環境づくりの工夫

本症例をふりかえり

救急外来で頻度の高い創傷処置時の鎮静です．そもそも救急外来で処置が必要か，縫合や鎮静が本当に必要かを考える必要があります．

本症例では眼瞼に近い挫創であり，縫合も鎮静も必要であると判断しました．

予測不能なPSAであり，絶食時間が満たされないことも多いのですが，本症例では食事から時間が経っていたため，絶飲食で診察を待っていただいて鎮静をすることができました．

鎮静後には最低30分はモニタリングを継続して，完全な覚醒，歩行などが神経学的に鎮静前と同じこと，バイタルサインに変化がないこと，飲水できることを確認します．また，帰宅するために必要なもう1つの要素は保護者の理解です．帰宅後の注意点を説明してできるだけ書面で理解を確認します[2)]．

Pitfall

✖ **待合室でお菓子を食べてしまう**
(絶食時間が大切なことを保護者に共有しておきます)

✖ **副作用に関して保護者に説明をせずに鎮静をする**
(保護者へのインフォームド・コンセントは必須事項です)

✖ **1人で鎮静と縫合の両方を行う**
(縫合中の急変に早期に気づき，対応するためには鎮静に専念する人手が必要です)

✖ **処置が終わってすぐに帰宅させる**
(完全に覚醒することを確認するまでモニタリングを継続する必要があります．また，帰宅後の注意を家族に伝え，できれば書面で同意を得るべきです)

文献

1) Waseem M, Lakdawala V, Patel R, et al：Is there a relationship between wound infections and laceration closure times? Int J Emerg Med 5：32, 2012
2) 日本小児科学会，日本小児麻酔学会，日本小児放射線学会：MRI検査時の鎮静に関する共同提言．2013(2015一部修正)(https://www.jpeds.or.jp/uploads/files/20150129.pdf)[2016年9月30日閲覧]

4 小児の MRI

Case4

患者情報	1 歳 2 か月　男児
主訴	痙攣
現病歴	自宅で母親と就寝中に突然奇声を発したため見ると痙攣していた．眼球上転し，全身強直間代性の痙攣であった．5 分程度して一度頓挫したが救急隊が到着した時点で意識はなかった．救急車内で再度 5 分程度の強直間代性痙攣を認め，来院直後にも四肢の筋強直と眼瞼の律動運動がみられたことから痙攣重積と判断された．ジアゼパムを投与して痙攣は頓挫し，徐々に意識レベルは改善して 1 時間後には通常通りの反応がみられた．痙攣の原因精査と経過観察の目的で入院した．入院 2 日目(翌朝)，MRI 検査施行することになった
既往歴	11 か月のときに熱性痙攣
家族歴	両親ともに幼少期に単純性熱性痙攣の既往あり
手術歴	なし
内服薬	なし
アレルギー	なし
最終飲食	食事は 12 時間前，飲水は 3 時間前
身体所見	身長 77 cm，体重 11 kg バイタルサイン：血圧 100/60 mmHg，脈拍数 110/分，呼吸数 20/分，SpO_2 99% room Air，体温 36.1℃ 項部硬直なし，Kernig's sign 陰性，大泉門膨隆なし 頭部顔面：異常なし，心血管系：心雑音なし，肺：清，左右差なし 腹部：平坦軟，圧痛反跳痛なし，肝脾腫なし 四肢異常なし
神経学的所見	やや不機嫌で啼泣が多いが，その他はいつも通り Babinski 反射陽性，深部腱反射正常

Questions for this case

鎮静前評価

● この患者のリスクは？

既往歴は熱性痙攣のみで既知の全身疾患は特にありませんが，そもそも入院中であるということをリスクと考えるべきでしょう．MRI 検査中に痙攣を起こす可能性があります．

絶食時間に関しては入院中であり，2-4-6 ルールを満たすように絶飲食を指示したため嘔吐時のリスクは低いです．

気道管理のリスクとしては LEMONS や MOANS でわかるハイリスクなものはありませんが，MRI 検査中は顔面を器具で覆われ，頭側に立つスペースはなく，磁性体の金属でできた資機材を持ち込むことはできないため，潜在的に気道管理のリスクは非常に高いといえます．

● 追加で評価すべきことはあるか？

舌根沈下や分泌物，呼吸抑制に備えて適切なサイズの気管チューブ，喉頭鏡，経口/経鼻エアウェイ，声門上デバイスを評価して並べておくべきでしょう．

鎮静の計画

● 鎮静のゴールは何か？　鎮静レベルの目標は？

MRI での鎮静は難しいです．なぜなら，鎮静のゴールと環境の安全性に乖離があるからです．

MRI での鎮静が難しい要素を以下に挙げます．

1. **時間**：MRI は検査時間が長く，30 分程度の鎮静が必要になります．長い時間の鎮静を達成するには，①作用時間の長い薬剤を使用する，②短時間作用の薬剤を持続投与にする，③短時間作用の薬剤を検査の途中で追加投与するという選択肢があります．しかし②には MRI 対応のシリンジポンプが必要であり，採用していない施設のほうが多いと考えられます．③には過鎮静の危険性があり注意が必要です．①の方法で最大効果発現時間を待ってから MRI に移動することで検査中に過鎮静になるリスクは減らせます．
2. **閉所**：閉所恐怖症の方は MRI を撮像することが難しいですが，閉所恐怖症でなくても小児にとっては保護者と離れて閉所に閉じ込められることは恐怖です．加えて閉所であることは急変を察知することを難しくし，かつ医療者の介入を阻む要素にもなります．

3．騒音：MRI で撮像する画像の種類や機器にもよるものの，一般的に 100〜110 db 前後の騒音が発生しています．100 db が電車通過中のガード下，110 db が車の警笛を至近距離で聴く程度であることを考えると，MRI がいかに大きな騒音であるか想像がつきます．耳栓で低減することはできるものの，刺激の強さに対する反応で鎮静深度は規定されているため，騒音が大きければそれだけ鎮静深度を深くする必要があるということです．

4．不動：動作が大きいとアーチファクトのため検査結果の有益性が低下してしまいます．頭部をベルトで固定するため，通常の睡眠中にみられる程度の体動であれば問題になりにくいと考えられます．

5．機器の制限：MRI には磁性体の金属を持ち込めないため，前述したシリンジポンプに加えてモニタリングの機器にも制限があります(Part 7, p 138)．

このように，鎮静深度を深く，そして時間を長くする必要があるにもかかわらず，モニタリングや介入をしづらいことが MRI の鎮静の難しさの理由です．

具体的な鎮静深度として，年長児では浅鎮静で我慢できるかもしれませんが，協力を得がたい幼児では深鎮静が必要になります．

少しでも安全性を高めるためできる工夫を以下に挙げます[1)]．

- MRI 前に投与した薬剤が最大効果発現時間に達している状態で，呼吸抑制や循環動態への影響に問題がないことを確認してから MRI へ移動する
- MRI 中に酸素を投与できる鼻カヌラを装着しておく
- MRI 対応モニタリング機材(パルスオキシメーターは必ず装着し，できるだけ<u>心電図モニター，自動血圧計，カプノグラフィ</u>も含める)，吸引の機械を準備する．

＊下線のモニターが未配備の場合は 5 年以内に実施することを強く推奨されています[1)]．

- 医療者が MRI 検査室のなかに同席して呼吸状態や皮膚色を見続ける
- バッグバルブマスク(BVM)はいつでも使えるように適切なサイズを選択して脇に置いておく

どの薬剤を使うか？　用量，投与経路はどうするか？

前述したように MRI での鎮静は，呼吸循環への影響の少なさと深い鎮静深度，長い鎮静時間を両立することが大切です．

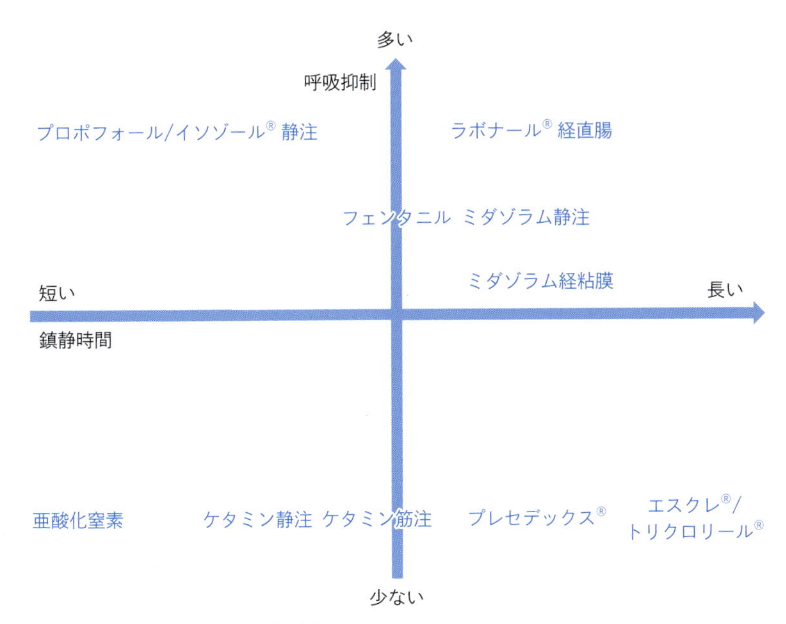

図 9-2 作用時間と呼吸抑制のまとめ

(Miller Ma, Levy P, Patel MM : Procedural sedation and analgesia in the emergency department : what are the risks? Emerg Med Clin North Am 23 : 551-572, 2005/Mallory MD, Baxter AL, Kost SI : Propofol vs pentobarbital for sedation of children undergoing magnetic resonance imaging : results from the Pediatric Sedation Research Consortium. Paediatr Anaesth 19 : 601-611, 2009 より)

持続時間と呼吸抑制の観点で薬剤を比較してみましょう(図 9-2)[2, 3].

呼吸抑制のリスクの低さと作用時間から判断するとプレセデックス® や抱水クロラールがMRIの鎮静に適しているように思えます. しかし実際にはいくつかの問題があります. 抱水クロラールの単回投与でMRIが撮像できるのは86.7%[4]で, 不十分な鎮静のために追加投与が必要になること, 薬剤を変更することがあります. そして, その長い作用時間から外来で予定していた検査が入院になってしまうことも多いです.

一方, プレセデックス持続投与単独で約92~98%[5], プロポフォールの持続投与, バルビツールでは約96~97%[3]MRI撮像に成功します. イギリスのガイドラインではプロポフォールの持続投与を推奨しています[6]が, 持続投与にはMRI対応のシリンジポンプが必要であり, 採用していない施設では選択肢となりません. プレセデックス® は小児への安全性が確立していないという注意があること, 急速静注での投与ができず調節性に乏しいことが問題です. バルビツールは呼吸抑制と静注の場合には作用時間の短さが問題になります．これらに加えて，実際には各薬剤の循環への影響（血圧低下など）も考慮しなければなりません．

そこで効果的な方法が2剤併用です．具体的には長時間作用するミダゾラムをベースにして導入には鎮静深度の調節性はよいが作用時間の短いケタミンやバルビツール静注を併せるとMRIに適した効果を期待できます．この場合，相乗効果でバルビツールを少量（イソゾール® で1〜2 mg/kg程度）にすることができます．

イギリスのガイドラインでは痛みを伴わない画像検査にケタミンやオピオイドのルーチンでの使用は推奨されず，抱水クロラール（15 kg以下の小児）やミダゾラム，不十分であればプロポフォールの使用が推奨されています．プロポフォールに関しては30分までで終わる検査では単回投与が適していて，反復投与よりは持続投与が好ましいといわれています[6]．

本症例ではエスクレ® を30〜50 mg/kg注腸を考慮してもいいですが，入院中で静脈ルートもあるため，ミダゾラム0.1 mg/kgを経静脈投与したあと，3分程待ってミダゾラムの効果を判定します．全く効果がみられなければミダゾラムを再度0.1 mg/kg投与します．再度3分程度待って，傾眠傾向がみられればケタミンを1 mg/kgを緩徐に静注します．そして1分程度待って，鎮静深度，バイタルサインを評価して検査に向かいます．

計画の利点と欠点は？　どのような代替案があるか？

ミダゾラム単剤の時点で十分に効果がみられた場合はそのまま検査に進むことができます．しかしミダゾラムの投与量を増やすと呼吸，循環への影響が大きいため，深鎮静を得られるまでミダゾラムを追加投与し続けると検査中のリスクが高くなります．

本症例で導入にケタミンを選択したのはより呼吸抑制が少ない利点があるからです．作用時間がやや短いですが，ミダゾラムの効果があれば導入はケタミンの代わりにイソゾール® 少量投与（1〜2 mg/kg静注）でもよいでしょう．イソゾール® の場合には呼吸抑制に対する危惧があるためMRI検査を開始する前に呼吸状態が問題ないことを十分に確認する必要があります．

導入と検査後の経過観察に十分時間がもてる状況では抱水クロラール単剤で鎮

静することを第1選択に考えます．呼吸，循環への影響が少ないことが利点です．欠点として失敗率が高いため，追加投与や代替手段に移行する可能性を保護者に十分に説明しておく必要があります．

どの薬剤を選択する場合にも，検査前に必要な絶飲食時間を守ってもらうことと，昼寝を我慢してもらい少し睡眠不足な状況を作ることを，検査の安全性と成功率を上げるために保護者にお願いします．また，外来での検査であれば検査後の覚醒状態によって入院になる可能性を説明しておきます[1)]．

本症例をふりかえり

痙攣の原因精査のためにMRIを撮像する症例です．入院中のPSAであり，絶食時間や睡眠時間を十分に準備することができます．しかし一方で，入院に至る疾患があるということはASA Ⅱ以上であると考えたほうがよいでしょう．本症例でもMRI中に痙攣するリスクがあります．

MRIのための鎮静では薬剤選択が難しいですが，2種類の鎮静薬を併用することが1つの解決策です．安全性のためには鎮静が最大効果に達した状態で検査を開始します．

MRI中に使用できるモニターには施設間で差がありますが，できる限りのモニタリングをすることに加えて医療者が患者に寄り添って身体所見を監視することが大切です．

Pitfall

- ✖ **鎮静が最大効果に達する前に検査を開始する**
  （検査中に鎮静がさらに深まると過鎮静によって呼吸や循環が破綻するリスクがあります）
- ✖ **検査中にMRI室で患児が1人きりになる**
  （SpO_2が低下するのは呼吸抑制から時間が経ってからです．カプノグラフィや呼吸状態を目視で監視することでより早く呼吸抑制に気がつくことができます）
- ✖ **低酸素血症になってからあわててBVMを探す**
  （事前に適切なサイズのものを横に置いておくことで，合併症に速やかに対応することができます）

文献

1）日本小児科学会，日本小児麻酔学会，日本小児放射線学会：MRI検査時の鎮静に関する共同提言. 2013(2015一部修正)https://www.jpeds.or.jp/uploads/files/20150129.pdf[2016年9月30日閲覧]
2）Miller MA, Levy P, Patel MM：Procedural sedation and analgesia in the emergency department：what are the risks? Emerg Med Clin North Am 23：551-572, 2005
3）Mallory MD, Baxter AL, Kost SI：Propofol vs pentobarbital for sedation of children undergoing magnetic resonance imaging：results from the Pediatric Sedation Research Consortium. Paediatr Anaesth 19：601-611, 2009
4）Delgado J, Toro R, Rascovsky S, et al：Chloral hydrate in pediatric magnetic resonance imaging：evaluation of a 10-year sedation experience administered by radiologists. Pediatr Radiol 45：108-114, 2015
5）Mason KP, Zurakowski D, Zgleszewski SE, et al：High dose dexmedetomidine as the sole sedative for pediatric MRI. Paediatr Anaesth 18：403-411, 2008
6）National Institute for Health and Clinical Excellence：Sedation in children and young people. 2012 https://www.nice.org.uk/guidance/cg112/evidence/evidence-update-136283437[2016年9月30日閲覧]

5 内視鏡

Case 5

患者情報	45 歳，男性
主訴	腹痛
現病歴	夕食後 2 時間ほど経過してからの突然の心窩部痛で救急外来を受診．採血，超音波，腹部造影 CT で総胆管結石の診断となった．バイタルサインは安定しており，翌朝，準緊急で ERCP を行うことになった．就寝時のいびきはあり．
職業	自営業
喫煙・飲酒歴	喫煙：20 本/日　飲酒：ビール 500 mL 2 本/日
既往歴	なし
手術歴	(15 年前)鼠径ヘルニア
内服歴	なし
アレルギー	なし
最終飲食	前日 21 時より絶食
身体所見	身長 177 cm，体重 70 kg バイタルサイン：血圧 146/78 mmHg，脈拍数 76/分，呼吸数 15/分，SpO_2 98％ room Air，体温 36.5℃ 全身：筋肉質，気道：扁桃肥大なし，頭部顔面：小顎なし，ひげなし，心血管系：異常なし，肺：呼吸音清左右差なし，腹部：圧痛なし，背部：刺青あり，四肢：皮疹なし

LEMONS

Look externally	問題なし
Evaluate the 3-3-2 rule	問題なし
Mallampati	Class II
Obstruction	睡眠時無呼吸
Neck mobility	問題なし
Saturation	98％ で問題なし

Questions for this Case

鎮静前評価

● この患者のリスクは？

病歴上：睡眠時無呼吸，身体所見上：背部に刺青．

● 追加で評価すべきことはあるか？

飲酒はあるがさほど多くはない．刺青はあり．採血上，AST 396 IU/L，ALT 318 IU/L　T-Bil 4.3 mg/dL であり，肝機能障害は軽度．

● ASA 分類は？

特にリスクとなるような疾患はなし．総胆管結石があり．ASA Ⅱとする．

鎮静の計画

● 鎮静のゴールは何か？　鎮静レベルの目標は？

ERCP（内視鏡的逆行性胆管膵管造影）は時間がかかること，痛みのある手技であること，体動を少なくするために鎮静・鎮痛を行うことが一般的です．この場合の鎮静レベルの目標は，中等度，場合によっては深い鎮静や全身麻酔が必要となります．

● どの薬剤を使うか？　用量，投与経路はどうするか？

ミダゾラム 2 mg を静脈投与．本症例の場合はプロポフォールも適応となるでしょう．プロポフォールを使用する際は 35 mg（0.5～1.5 mg/kg）静脈投与したあと，70 mg/時（1～5 mg/kg/時）で持続投与を行います．鎮痛薬を併用するため，1 mg/kg より少ない，0.5 mg/kg のボーラス投与としています．鎮痛薬については ERCP であり，痛みがある可能性が高く，フェンタニル 50 μg（0.5～1 μg/kg）を静脈投与．日本ではペチジン（オピスタン®）がよく用いられますが，セロトニン症候群などの副作用や，他薬剤との併用禁忌が多く，世界的には使われなくなってきているようです．ペチジンを使う場合は 35 mg を静脈投与します．

● 拮抗薬は使うか？

拮抗薬については基本的には不要です．ただ，呼吸抑制が起きた際のレスキューで使用する場合は適応があるかもしれません．ただ，そうすると以後の処置が不能になってしまうので，LMA や気管挿管も考慮したほうがよいでしょう．拮抗薬を使用する場合は再鎮静に注意しましょう．作用持続時間は表 7-5，6（p 148）にあるように拮抗薬のほうが短くなっています．処置終了後も十分なモ

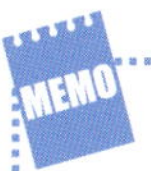

モニタリング

本症例におけるERCPのような処置内視鏡は，処置時間が長く，侵襲も強いため，深い鎮静が必要な場合や，期せずして鎮静が深くなってしまう場合があります．そのため，モニタリングを十分に行う必要があります．鎮静専任の医師や介助者による確認やSpO_2だけでなく，心電図，血圧，心拍数のモニタリングも行いましょう．処置が長くなる場合は酸素投与も推奨されますが，低換気発見の遅れにつながるという危惧があるかもしれません．カプノグラフィを使用すれば低換気の早期発見に有用です．ERCPやEUS(内視鏡超音波検査)に対するカプノグラフィの有用性に関しては，低酸素の頻度や重症度，無呼吸が減少するため使用するべきである，と報告されています[1)]．

ニタリング下で経過観察をしましょう．

計画の利点と欠点は？　どのような代替案があるか？

今回は鎮痛・鎮静を十分に行う必要があります．気道に関するリスクは高くありませんが，リスクが高い場合は先に気道確保をしておくのも手です．バイタルサインが乱れている場合も先に気道確保をしておきましょう．もし患者の状態が不安定である，リスクが高いなどの状況があれば，躊躇なく麻酔科にコンサルトしましょう．

大酒家の場合はparadoxical agitationの可能性もあり，ミダゾラムの使用についても注意が必要です．

本症例をふりかえり

上部消化管の検査内視鏡とは違って，ERCPやESD(内視鏡的粘膜下層剝離術)などの治療内視鏡は侵襲や痛みが強く，鎮静・鎮痛が必要になるケースが多いです．今回の場合は気道関係の合併症のリスクはあまり高くはありません．治療内視鏡の場合は体動により手技による危険性が増すため，鎮静・鎮痛ともにしっかり効かせる必要があります．その際，どうしても呼吸抑制のリスクは高くなってしまうので，呼吸抑制を見越した準備が必要となります．注意深いモニタリング，各種気道デバイスの準備，応援医師の有無の確認，などを行っておきましょう．

Pitfall

✖ **治療内視鏡の際に鎮静・鎮痛を行わない**
（手技に見合った適切な鎮静目標を設定，計画する）

✖ **気道確保の準備を行わずに鎮静を行う**
（大丈夫だろう，というときにこそ起きるのが合併症．備えあれば憂いなし！）

✖ **モニタリングを適切に行わない**
（SpO_2，心電図，心拍数，血圧に加えてカプノグラフィも使用する）

文献

1）Qadeer MA, Vargo JJ, Dumot JA, et al：Capnographic monitoring of respiratory activity improves safety of sedation for endoscopic cholangiopancreatography and ultrasonography. Gastroenterology 136：1568-1576, quiz 1819-1820, 2009

6 歯科・口腔外科患者

case 6

患者情報	45 歳，男性
主訴	下口唇裂創
現病歴	自転車走行中に転倒した生来健康な男性．意識は清明で下口唇の右側が痛くて血が出ていると訴えている．頭部頸椎 CT にて明らかな頭蓋内出血や骨折の所見を認めなかった．下口唇は 2 cm ほどの大きな裂創で圧迫で止血している状態だった．縫合の話をするととても不安が強い．
既往歴	特になし
手術歴	中学生のときに虫垂炎手術　高血圧
内服歴	なし
アレルギー	なし
最終摂食	4 時間前にお茶を飲んだ
身体所見	身長 175 cm　体重 60 kg　頸椎カラーは除去されている バイタルサイン：血圧 145/90 mmHg，脈拍 100/分，呼吸数 25/分　SpO_2 96％ Room Air，体温 35.0℃ 全身：痩せ型，小顎，気道：外傷なし，口腔内：下口唇は 2 cm 裂創あり，圧迫で止血 頭部顔面：前額部擦過傷あり，下顎の動揺などなし，心血管系：異常なし 口唇の切創

Questions for this Case

鎮静前評価

● **この患者のリスクは？**

病歴上：下口唇の裂創，身体所見上：下口唇から出血が持続している．

● **追加で評価すべきことはあるか？**

下記 LEMONS の評価を参照．

LEMONS の評価

Look externally	小顎
Evaluate the 3-3-2 rule	問題なし
Mallampati	Class 2
Obstruction	なし
Neck mobility	なし
Saturation	96％ で低酸素になるリスクは低い

● **ASA 分類は？**

ASA は特にリスクなくⅠ．

鎮静の計画

● **鎮静のゴールはなにか？　鎮静レベルの目標は？**

縫合は vermillion border（紅唇）同士を合わせる必要がある手技となります（図 9-3）．この場合は縫合だけなので安静を保てるようであれば鎮痛のみで鎮静は不要であることも多いと考えられます．不安が強く安静が保てない小児や振戦が強い場合は考慮する必要があります．鎮静レベルは浅～中等度の目標になります．

● **どの薬剤を利用するか？　用量・投与経路はどうするか？**

オトガイ神経ブロック（図 7-8，p 161）を選択．

● **計画の利点・欠点は？　代替案は？**

鎮静するならミダゾラムやプロポフォールを使用します．ケタミンは鎮静・鎮痛ともに有効ですが，口腔内処置の場合分泌物が増える可能性があり，やや使いにくいかもしれません．顔面神経ブロックは美容的によく，今回のように bor-

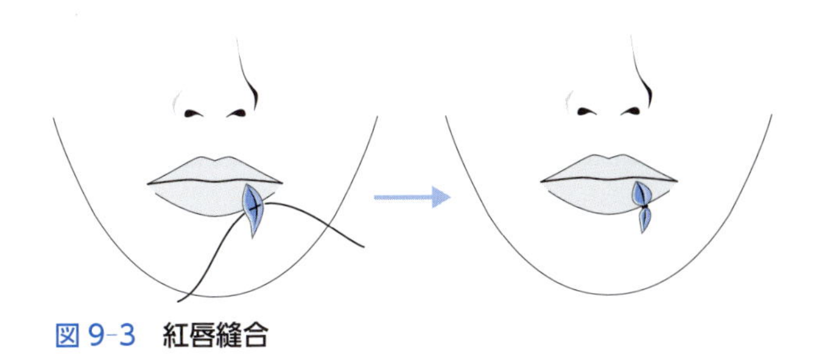

図 9-3　紅唇縫合

der を合わせる場合はいい選択となります．局所麻酔を使用すると border の部分が腫脹してしまい合わせづらくなります．

本症例をふりかえり

歯科・口腔外科領域の処置は気道と直結するため慎重な処置が必要となることが多いです．今回の処置では気道リスクは高くないといえますが口腔内処置であり，分泌物が増えることが予想されます．鎮静をかけるとしても自発呼吸を保つ程度の浅い鎮静・鎮痛を行うべきでしょう．そのうえで顔面神経ブロックは鎮痛としてはよい適応といえます．

合併症：モニタリング・蘇生の失敗

Case 7

患者情報	80歳，男性
主訴	咳
現病歴	細菌性肺炎罹患後，左肺に胸腔内膿瘍を合併し，CTガイド下でドレナージが必要となった．軽度の認知症あり．
既往歴	認知症，高血圧，糖尿病
手術歴	特になし
最終飲食	昨日より絶食
身体所見	身長150 cm，体重60 kg バイタルサイン：血圧160/80 mmHg，脈拍数90/分，呼吸数20/分，SpO_2 97％ 2 L酸素投与，体温36.8℃ 全身：不安そうである，気道：異常なし，頭部顔面：異常なし，心血管系：異常なし，肺：左肺野でやや呼吸音減弱，腹部：異常なし
神経学的所見	GCS15，他には所見なし

ここから，2つのケーススタディを通して，合併症について考えてみます．

経過（図9-4）

1．患者の処置に対する理解が不十分で，体動が激しいため，家族の了解を経たあとにミダゾラム2 mgとフェンタニル100 μgが静脈内投与された．
2．鎮静薬投与約1分後，呼吸抑制が発生．
3．さらに3分後にSpO_2 90％となったが，CTガイド下の操作に集中していた医師は気に留めなかった．看護師はモニターのアラームに気づき医師に報告したが，医師から処置に必要な器具を取ってくるように言われ，処置はそのまま続行された．

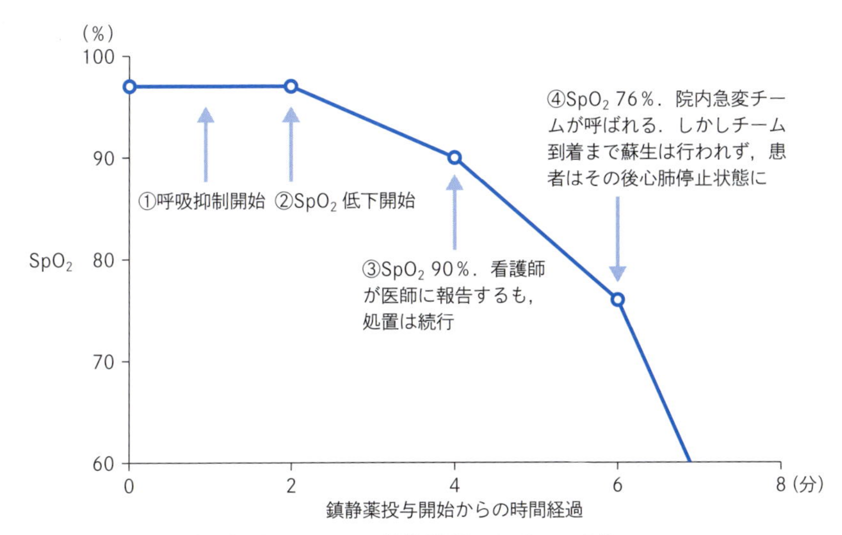

図 9-4　処置の時間経過，イベント発生時間，SpO_2 の変化

4．さらに2分後 SpO_2 76% となった時点で，看護師が再び医師に指示を仰いだ．その場にいた医師，看護師ともに蘇生手技の経験が乏しく，院内急変チームが到着するまで蘇生行為は行われず，患者は心肺停止状態となった．

問題点

モニターの無視

モニタリングしていても，それをしっかり見て，それに対するアクションを起こさなければ意味がありません．この症例では，高齢者に対しては多すぎる量の鎮静薬と鎮痛薬の投与によって過鎮静，呼吸抑制が発生しました．しかし，計3回以上あった介入の機会(① 呼吸抑制が発生した時点，② SpO_2 が下がり始めた時点，③ SpO_2 が 90% まで下がった時点)はことごとく失われ，心肺停止状態になるという最悪の事態になりました．

● どうすればよかったのか

呼吸抑制が発生した時点で，そのことに気づくべきでした．具体的には，身体所見上，呼吸回数が低下している，または呼吸に合わせた胸部の上下運動がみられなくなるといった所見が呼吸抑制に気づく際のポイントになります．Part 3 で紹介している，カプノグラフィ(p 55)も有用です．

蘇生の失敗

呼吸抑制が発生した時点で，下顎挙上による刺激と気道確保を行い，それでも改善しない場合は数分間のバッグバルブマスク(BVM)による換気が必要でした．作用時間が短い薬剤を使用している場合，呼吸抑制が発生しても短期間(数分～10分程度)で回復するため，それまでの間に適切に気道確保，呼吸の補助ができるかがポイントになります．ほとんどの場合，気管挿管のような高度な気道確保は不要です．また拮抗薬の投与も，現実的にすぐに拮抗薬が手に入らない場合が多いことや拮抗薬による副作用の可能性を考えると，蘇生における優先度としては高くありません．

● どうすればよかったのか

本症例の場合，院内急変チームが来るまでの間に適切な蘇生手技が行われていれば，最悪の事態は避けられたでしょう．具体的には，処置を速やかに中止し，呼びかけ，痛みを加えるなどの方法で刺激を与えます．下顎挙上法(痛み刺激にもなります)，高流量酸素投与などを開始し，それでも改善しない場合は速やかにBVMによる換気が必要になります．

合併症：拮抗薬の不適切な使用

Case 8

患者情報	28 歳，男性
主訴	心窩部痛(消化管内視鏡検査目的に受診)
現病歴	片頭痛の既往があり，よく NSAIDs を服用する．数週間前から，間欠的に心窩部が痛くなる．消化管潰瘍の診断のために上部消化管内視鏡検査を行う
既往歴	片頭痛
手術歴	特になし
最終飲食	昨夜より絶食
身体所見	身長 180 cm，体重 70 kg バイタルサイン：血圧 120/60 mmHg，脈拍数 60/分，呼吸数 16/分，SpO_2 97％ room Air，体温 36.8℃ 全身：Not in acute distress，気道：異常なし，頭部顔面：異常なし，心血管系：＋S1，S2，心雑音なし，肺：両肺野で正常呼吸音，腹部：異常なし
神経学的所見	GCS15，他には所見なし

経過

1．患者が鎮静を希望したため，ミダゾラム 3 mg が静脈内投与された．
2．5 分後にミダゾラム 1 mg が追加投与された．
3．検査は予定より早く 10 分で終了した．まだ鎮静が効いており，受け答えができる状態ではなかった(気道，呼吸状態は良好であった)．
4．5 分後も同様の状態であったため，ベンゾジアゼピン系薬剤の拮抗薬であるフルマゼニル 0.2 mg が静脈内投与された．患者は速やかに覚醒した．
5．10 分間の経過観察後に帰宅となった．
6．自分でバイクを運転し帰宅中に転倒．重度の頭部外傷のため，後日死亡した．

問題点

拮抗薬の不適切な使用

処置終了後も鎮静が効いていることはめずらしくありません．処置終了直前に追加投与を行なった場合は，特にそうなる可能性が高くなります．しかし，鎮静の遷延（この症例では，遷延とまではいえませんが）は，拮抗薬の適応ではありません．拮抗薬については，Part 4（p 89）において解説していますが，適応はきわめて限られています．フルマゼニルというベンゾジアゼピン系薬剤の拮抗薬は，ベンゾジアゼピン系薬剤の使用によって過鎮静が発生し，その他の方法で非侵襲的な方法で改善しない場合にのみ投与が検討されます．拮抗薬の使用には，問題点がいくつかあります．例えば，最大の効果を示すのが6～10分で，その後効果は漸減するため，使用されたベンゾジアゼピンの種類や量に依存しますが，60分後に再鎮静になってしまうことが大きな問題です．それ以外にも，慢性的にベンゾジアゼピン系薬剤を使用している患者では痙攣が発生したり，不安や不穏が出現したりする点も問題です．

● **どうすればよかったのか**

この症例では，処置後の経過観察を通常通り行うべきでした．（処置後の経過観察については，Part 5「処置後のケア」（p 95）で詳しく取り扱っています．

帰宅方法の問題

鎮静からの回復後にどのように帰宅するかは，きわめて重要なポイントです．鎮静をすることが事前にわかっているときには，それほど問題になりませんが，予定外に鎮静をすることになった際には，鎮静をする前（鎮静計画を立てる際）に，帰宅方法について患者，家族，医療チームが十分に話し合う必要があります．鎮静薬投与後12～24時間は，運転などの危険が伴う行為は，控えるべきです．

● **どうすればよかったのか**

患者を1人で帰宅させるべきではありませんでした．事前の話し合い，処置後の口頭での確認，そして帰宅時の注意点を書いた書類の確認（図5-2，p 105）がすべて必要です．

Part 10

トレーニング

Quote

勝ちたいという意志なら誰でももっている．でも，勝つために準備するという意志をもつ者は少ない．

Most people have the will to win, few have the will to prepare to win.

バスケットボールコーチ：Bob Knight

Point

- 処置時の鎮静および鎮痛では，有害事象は一定の割合で発生する（完全には予防できない）
- 早期に有害事象を認知して適切に対処するにはトレーニングが必要である
- 臨床研修には，処置時の鎮静および鎮痛が十分に組み込まれていない
- 短期間の集中的なコースが存在する

有害事象は必ず発生する

鎮静による有害事象は一定の割合で発生します．どのような熟練者が行っても，完全には予防できません．なぜなら薬剤による効果は人それぞれ多少異なり，予想できないことが起こるからです．例えば，ケタミンによる嘔吐はいくら注意していても，発生することを完全には予防できません．しかしそのような有害事象が，死亡や後遺症を残すような重度の合併症になるかは，鎮静を行う者の技術に依存するといわれています[1]．すなわち，有害事象が発生したあとの，“failure to rescue”が悪いアウトカムにつながるのです．

- 有害事象は必ず発生する
- 蘇生の失敗“failure to rescue”が悪いアウトカムにつながる

安全な処置時の鎮静および鎮痛（PSA）を行うためには，予防できるものを予

防しつつ，発生した有害事象に適切に対処できる必要があります．そのためには，本書でカバーしているような知識が必要になります．しかし知識を経ただけでは不十分です．実際に経験し，知識だけでなく技術を学ぶこともまた必要です．

残念ながら，ほとんどの専門医研修において，PSA は，カリキュラムに組み込まれていません．例外の 1 つは小児科で，検査時や処置時の鎮静が，専門医レベルの診療能力の項目に入っています[2]．

なぜシミュレーションコースが必要なのか

PSA が，多くの専門研修に含まれておらず，意識して学ぶ機会もそうありません．それに加えて，PSA において特に有害事象を経験し，そしてそれに対応する機会が少ないという問題もあります．米国の小児科レジデントを対象とした研究があります．そのアンケート研究では，研修修了間近のレジデントですら，十分に PSA の症例を経験していませんでした．特に，有害事象発生時の対処の経験が不足していました[3]．そのような理由から，有害事象が発生した際に，早期に気づき，それに対応する訓練が必要だと考えられています．ベッドサイドの学習を補うものとしてのシミュレーション教育が，それにあたります．

米国におけるトレーニングコース

米国における第三者医療機関認証機構である The Joint Commission（TJC）は，医療において強い影響力をもっています．TJC は，鎮静施行者は，鎮静前の評価，適切なモニタリング，合併症が起きた際のレスキューなどを行えるようになっていなければいけないと定めています．それが満たされないと，TJC の認証が受けられず，各種保険会社からの支払いにも差し障るので，ほとんどの病院はその勧告に従っています．TJC のルールに沿うような形式で，いくつか PSA のためのトレーニングコースがあります．細かな内容（トレーニングやコースのカリキュラムや時間など）に関しての取り決めはありませんが，一般的なトレーニングは，①鎮静前の評価，②鎮静の深度分類，③モニタリング，④合併症発生時の対処法，⑤鎮静終了後の対応などが含まれます．

表 10-1　学習目標

1：処置時の鎮静および鎮痛（以下：PSA）を，安全に実践できる
1-1. PSA の適応および禁忌を述べることができる
1-2. 鎮静前評価の要点を述べることができる
1-3. 鎮静深度の違いについて述べることができる
1-4. 症例に応じた PSA の計画を作成できる
1-5. PSA に用いられるモニタリングの機器の特性について述べることができる
1-6. よく用いる薬剤の特徴について述べることができる
1-7. 処置終了後の注意点について述べることができる
1-8. 特殊な症例の注意点について述べることができる
2：合併症が発生，もくしは発生しそうになった際に適切に対処ができる
2-1. 低換気に対する適切な介入が行える
2-2. 気道管理の手技（下顎挙上法，BVM による用手的補助換気，extraglottic airway device の挿入，気管挿管）が適切に行える
2-3. 拮抗薬の適応，禁忌，限界について述べることができる

日本の現状

現在日本における PSA のコースには，①米国で行われているコースを日本版に改良したコース[4]と，②日本シミュレーション学会が行っているコース[5]があります．2 つのコースは，細部は異なるものの，安全な鎮静を行うために，体系的な知識と技術を体得してもらうという目的は同様です．両コースとも，米国麻酔科学会の「非麻酔科医による鎮静および鎮痛に関する診療ガイドライン」に準拠しています[6]．表 10-1，2，図 10-1 に，①のコースの学習目標，スケジュールの例，シミュレーションケースを経験している様子をそれぞれ示します．

シミュレーションにおける工夫

時間は一定に進む

著者たちが中心となって運営しているシミュレーションコース①の特徴は，時間の流れにあります．米国のシミュレーション教育の専門家（救急医でもある）の Dr. Mclaughlin のアイデアで，シミュレーション症例中の時間は，現実の時間と同じように流れることにしています．

光に近い速度で移動していない限り，私たち周囲の時間の流れは一定です．そ

表 10-2　コーススケジュール

時間	プログラム	対応する学習目標
9:00〜9:15	PSA の基本，事前評価	1-1〜1-4
9:30〜10:00	モニタリングと機器	1-5
	休憩	
10:15〜11:15	薬理学	1-6，2-3
11:25〜12:10	合併症予防	1-7，2-1〜2-3
12:10〜12:40	特殊な領域：小児/高齢者	1-8
	昼食	
13:30〜13:45	スモールグループセッションの導入	
	休憩	
14:00〜17:00	ステーションブース (各ステーション 30 分間＋休憩・移動 5 分間)	
	ステーション 1：成人症例ディスカッション	全般
	ステーション 2：小児症例ディスカッション	全般
	ステーション 3：気道管理の実技	2-1，2-2
	ステーション 4：成人症例シミュレーション	
	ステーション 5：小児症例シミュレーション	全般
	休憩	
17:00〜17:30	まとめおよび質疑応答	

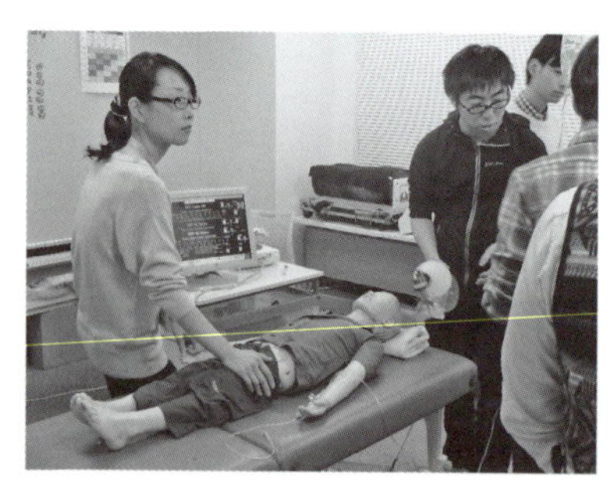

図 10-1　PSA のコースにおいて，小児のシミュレーションをしている様子

れにもかかわらず，時にわれわれは，時間が経過するのを遅く感じたり，逆に早く感じたりします．鎮静薬を投与してから，効果が発現するのを待つ時間は，一般的に長く感じるものです．そのため，time to peak effect（最大効果時間）が来る前に，鎮静が十分でないと勘違いし追加投与を行ってしまうことがあります．これは過鎮静の大きなリスクです．

シミュレーションでは，“シミュレーションケース中の時間経過は，実際の時間の経過と同じである”という前提のもとで，どれだけ時間を計るのが重要なのかを経験してもらいます．コンサルタントに急かされている状況や，鎮静が十分に効いていない状況でも，落ち着いて対応し，time to peak effect が来てから鎮静薬を追加投与できるようになることが目的になります．

患者を注意深く観察することを学習する

最近の高機能マネキンは，気道や呼吸状態の再現能力が高く，気道閉塞や呼吸抑制などが鎮静の結果として起こっている状態を作り出せます．モニタリングデバイスだけに頼らず，頼りになるのは自分自身の目であることを，受講者に認識してもらうことが重要です．そのため，もし高機能マネキンが手に入る状況であれば，積極的に使用を検討すべきです．

合併症発生時の対応を学習する

よくある合併症は，基礎的な知識と技術〔すなわち BLS（basic life support：一次救命措置）〕で対応できます．呼吸抑制や低酸素血症において，発生時の基本的な対処法〔患者の刺激，下顎挙上，酸素投与，バッグバルブマスク（BVM）〕を，受講者が実施できるようになっているか確認します．低酸素血症のアラームがなった途端，気管挿管の準備や，拮抗薬の投与をしようとする受講者に対しては，基本的な対処法の復習を促します．多くの場合，知識の不足や技術の問題ではありません．

冒頭のバスケットボールコーチの言葉のように，試合には勝ちたいと皆思っています．同じように，PSA を安全に行いたいという思いは，鎮静を行うものなら誰でももっているかもしれません．しかし，そのための準備こそが重要です．トレーニングコースに参加する，それを院内で共有する，またインストラクターとして院外の人にも教えるといった活動にこそ，意味があるのです．

Q&A

Q 看護師や技師など(医師以外)が受けられるコースはないのでしょうか?

A 著者らが行っている①のコースでは時々看護師の参加を受け付けています.医師が手技を行い,看護師がモニタリングを行うことが多い現状では,看護に対するPSAのトレーニングは医師に対するトレーニングと同じくらい重要です.看護師がトレーニングを受けやすい環境づくりが必要です.少数のPSAが上手な人を育てても影響は限られています.そうではなく,多くの医療者がトレーニングを受けられるようにし,安全なPSAの裾野を広げることが重要なのではないかと著者らは考えています.世界7不思議は,ギザのピラミッドを残して消えてしまいました.大きな裾野を持つピラミッドのみが,4000年の歴史を経たあとも立っています.安全なPSAを広める運動も,大きな裾野をもつべきだと思っています.

文献

1) Cote CJ, Notterman DA, Karl HW, et al : Adverse sedation events in pediatrics : a critical incident analysis of contributing factors. Pediatrics 105 : 805-814, 2000

2) 小児科医の到達目標—小児科専門医の教育目標(改訂第6版). 日本小児科学会雑誌 119 : 751-798, 2015

3) Schinasi DA, Nadel FM, Hales R, et al : Assessing pediatric residents'clinical performance in procedural sedation : a simulation-based needs assessment. Pediatr Emerg Care 29 : 447-452, 2013

4) Procedural sedation and analgesia(処置時の鎮静・鎮痛)を学ぶ「セデーションコース」. レジデントノート 16 : 3487, 2015

5) 駒澤伸泰, 中川雅史, 安宅一晃, 他 : 初期研修医を対象とした鎮静に関する意識調査 : 侵襲的処置に対する鎮静トレーニングコースの意義. 日本臨床麻酔学会誌 32 : 582-587, 2012

6) American Society of Anesthesiologists Task Force on Sedation and Analgesia by Non-Anesthesiologists : Practice guidelines for sedation and analgesia by non-anesthesiologists. Anesthesiology 96 : 1004, 2002

付録

付録 1～4 は Web サイトより PDF データをダウンロードいただけます．本書見返しのシールに記載されているユーザー名とパスワードをご用意ください．
http://www.igaku-shoin.co.jp/prd/02830/

付録 1　鎮静時のチェックリスト

患者氏名		年齢	体重
0．鎮静するかどうか			
鎮静のレベル	浅い　中等度　深い　（全身麻酔）		
禁忌がないか	全身状態不良・気道確保困難例は手術室，局所麻酔，手技の延期を考慮		
起こりうる合併症	①	②	③
1．評価			
病歴は AMPLE			
Allergy			
Medication			
Past medhistory			
Pregnancy			
Last meal & drink	いつ　なにを		
Event			
身体所見は LEMONS			
Look externally			
Evaluate the 3-2-2			
Malampati			
Obstruction			
Neck mobility			
Saturation			
挿管困難の既往			
最後に ASA 分類	Ⅰ　Ⅱ　Ⅲ　Ⅳ　Ⅴ　E		

付録1　鎮静時のチェックリスト(つづき)

2. プラン作成/説明と同意…麻酔科を呼ぶべき症例か

投与薬剤		説明と同意のポイント □ 何がこれから起こるか説明しておく(眼球運動,うわごと,体動などが起こりうる) □ 起こりうるリスク □ 処置室にいる時間,処置後の観察時間 □ 食事再開までの時間
投与経路		
禁忌	あり・なし	
同意書	あり・なし	
鎮痛薬の併用	薬剤	
	経路	
	量	

3. 準備

□ モニタリング □ 薬剤 □ 人を集める	□ Suction □ Oxygen □ Airway stuff □ Pharmacy stuff □ IV-line □ Equipment　特にモニター □ Rescue　救急カート,除細動器

4. 実施

医師		医師 or 看護師	

鎮静前バイタル	BP　mmHg HR　/分 SpO_2　% RR　/分 BT　℃　GCS
初期投与	薬剤名/時間/量
追加投与	薬剤名/時間/量
処置後バイタル	BP　mmHg HR　/分 SpO_2　% RR　/分 BT　℃　GCS
鎮静開始〜処置後30分までバイタル確認を定期的に行ったか　Yes or No	

5. 処置後

退出基準

- □ 行動/会話が処置前と同等
- □ 20分間暗室で覚醒できる
- □ 適切な呼吸機能と防御反応
- □ バイタル安定,意識レベル正常
- □ 許容範囲内の嘔気嘔吐,水分量
- □ Aldreteスコア8点以上
- □ 疼痛自制内
- □ 新規出現の症状なし
- □ 退室の指示を理解できる
- □ 帰宅する安全な手段と自宅環境が確保されている

付録 2　セデーションタイムアウト時のチェックリスト

- ☐ アレルギー
- ☐ 既往歴，妊娠の有無
- ☐ 絶食時間
- ☐ 投与薬剤の準備（ピーク時間と禁忌の確認）
- ☐ 同意書
- ☐ モニタリングの準備
- ☐ 準備の SOAPIER
    - ☐ Suction
    - ☐ Oxygen
    - ☐ Airway stuff
    - ☐ Pharmacy stuff
    - ☐ IV-line
    - ☐ Equipment　特にモニター
    - ☐ Rescue　救急カート，除細動器

ダブルチェック

名前①：＿＿＿＿＿＿＿＿＿＿＿＿

名前②：＿＿＿＿＿＿＿＿＿＿＿＿

付録3　直前チェックのための参考資料

0. 鎮静するかどうか

0-1. 鎮静のレベル

	浅い	中等度	深い	全身麻酔
反応性	呼びかけで正常に反応	呼びかけや刺激に対して意味のある反応	繰り返す刺激(痛みも含めて)に対して意味のある反応*	痛み刺激に対して反応しない
気道	影響なし	介入必要なし	時に介入が必要	頻繁に介入が必要
呼吸	影響なし	保たれる	時に不十分	頻繁に不十分
循環	影響なし	通常大丈夫	通常大丈夫	障害される可能性あり
例	MRI	脱臼整復，消化管内視鏡	除細動	開腹手術

解離性鎮静：トランス状態，カテレプシー様の状態で，解離性麻酔薬(ケタミン)によって誘導される．深い鎮痛と健忘効果が得られると同時に，気道の開通や，自発呼吸，循環動態は維持される．

＊意味のある反応：痛み刺激からの逃避反応は含まれない．

〔American Society of Anesthesiologists Task Force on Sedation and Analgesia by Non-Anesthesiologists：Practice guidelines for sedation and analgesia by non-anesthesiologists. Anesthesiology 96：1004-1017, 2002 を一部改変(筆者訳)〕

0-2. 禁忌/起こりうる合併症の確認

禁忌	全身状態不良・気道確保困難例➡手術室，局所麻酔，手技の延期を考慮		
合併症	A(気道)	気道閉塞(舌根沈下，喉頭痙攣)	予防： BLS/ACLS ができる準備，2 名以上集める，モニタリング，薬剤管理 合併症発生時：起こす，酸素投与，気道確保，換気の補助 低血圧時：まず刺激，ABC の確認，蘇生，細胞外液投与
	B(呼吸)	低酸素血症，高二酸化炭素血症	
	C(循環)	不整脈(徐脈，頻脈)，低血圧，高血圧	
	D(意識)	興奮，鎮静不全，脱抑制，鎮静遷延	

1. 評価

病歴は AMPLE で　　身体所見は LEMONS で　　最後に ASA

1-1.

AMPLE 処置時の病歴聴取

Allergy	アレルギー：食べ物，薬剤，喘息，花粉症など
Medications	服薬歴：現在使用している薬剤，頓用薬も含めて聴取
Past history/ **P**regnancy	既往歴：特に手術歴があれば挿管や麻酔でのトラブルの有無も 妊娠：妊娠の有無の確認
Last Meal	最終食事時間：full stomach であるかどうか
Event	処置が必要になった理由，最近のイベント，review of system

1-2. 絶飲食の確認

	成人	小児		
		<6 か月	6-36 か月	>36 か月
ミルク*/軽食	6〜8 時間	4〜6 時間	6 時間	6〜8 時間
水	2〜3 時間	2 時間	2〜3 時間	2〜3 時間

＊これは母乳・調整乳を含む(脂肪が含まれていることが，胃内容物の排出を遅らせる).
妊婦・重症糖尿病・GERD など，排泄が遅延する者ではこれ以上の絶飲食時間を要す.

1-3. 気道評価の LEMONS＋

Look externally	外見的に気管挿管が難しそう
Evaluate the 3-3-2 rule	3-3-2 ルールを評価
Mallampati	修正マランパチ分類
Obstruction	気道閉塞(いびき，SAS など)
Neck mobility	頚部可動性(ハローベストや頚椎カラー装着患者，熱傷後瘢痕，脊椎症)
Saturation	SpO_2 が低ければ気道閉塞・呼吸器疾患かも．呼吸トラブル時の時間的余裕がない！

無理そうな外見
肥満(特に BMI 30 kg/m^2 以上) あごひげ，歯欠損，門歯突出(出歯)，首が短い，小下顎，口腔内腫瘍，甲状腺腫瘍，気管狭窄(気切の既往のある人など)

＋挿管困難の既往は？

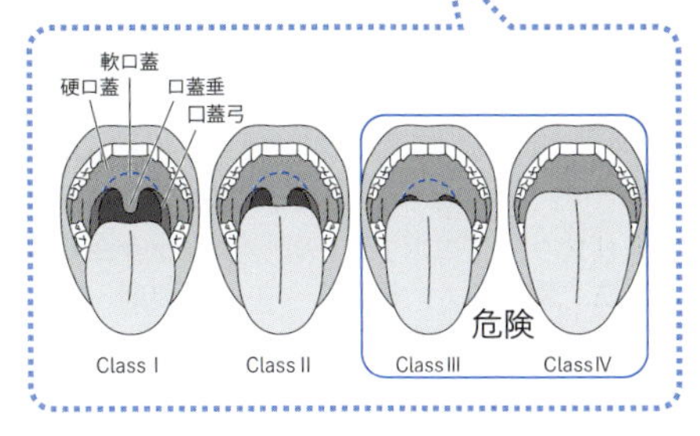

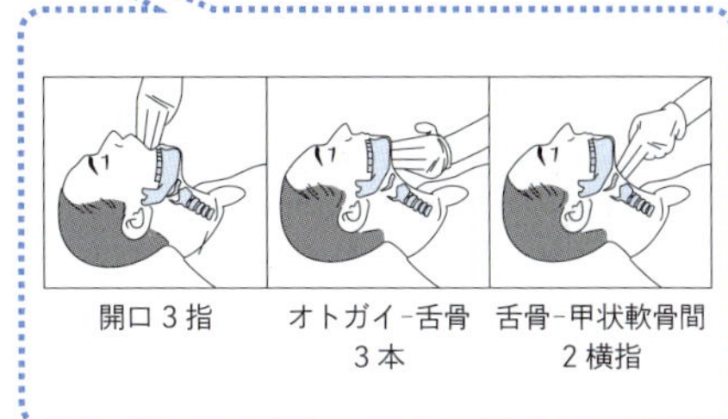

1-4. ASA Physical Status Classification System（ASA 分類）

ASA 分類	定義	例
ASA Ⅰ	健康な患者	健康で喫煙がなく飲酒も少ない
ASA Ⅱ	軽微な全身疾患をもった患者	喫煙者，飲酒者，妊婦，肥満（30<BMI>40），コントロール良好な糖尿病・高血圧，軽微な肺疾患
ASA Ⅲ	重篤な全身疾患をもった患者	コントロール不良な糖尿病・高血圧，COPD，肥満（BMI≧40），活動性肝炎，アルコール依存，ペースメーカー留置，EF 低下，維持透析，生後 60 週以下，3 か月以上経過した心筋梗塞・脳卒中・TIA・冠動脈疾患ステント留置後
ASA Ⅳ	生命の危険を伴う全身疾患をもった患者	発症 3 か月以内の心筋梗塞・脳卒中・TIA・冠動脈疾患ステント留置後，虚血性心疾患罹患中，重症弁膜症，EF の著明な低下，敗血症，DIC，急性肺障害，維持透析されていない末期腎不全
ASA Ⅴ	手術を行わなければ助からなそうな患者	大動脈破裂，重症外傷，選挙性病変を伴う頭蓋内出血，重篤な血管病変による腸管虚血，多臓器不全
ASA Ⅵ	脳死移植のドナー	

＊緊急手術：分類の末尾に E をつける

2. プラン作成/説明と同意

2-1. プラン作成

プラン作成のポイント

- □ 求める鎮静のレベル
- □ 鎮痛を要するか
- □ 絶食時間は十分か
- □ この患者のリスクは（ASA など）
- □ 麻酔科コンサルトは要するか
- □ 薬の種類と量
- □ 術後の疼痛コントロールは？

麻酔科コンサルト
推奨：ASA4 の全症例
　呼吸障害/不安定な循環動態
　SAS 高齢者
必須：ASA5 の全症例
　早産・未熟児
　気道，麻酔に関する問題
　気道確保困難予想例
　神経筋疾患

喉頭痙攣
高リスク
年齢，上気道感染，受動喫煙，浅鎮静，上気道異物など
治療
①刺激物の除去，用手気道確保，持続陽圧換気（100％ 酸素）
②鎮静を深くする，筋弛緩薬の投与準備，挿管の準備

誤嚥
高リスク：ケタミン，ミダゾラム，亜酸化窒素
低リスク：プロポフォール，フェンタニル
予防：胃管挿入，挿管，クエン酸製剤

2-2．説明と同意

説明と同意のポイント　＊同意書作成とカルテ記載も忘れずに

- [ ] 何がこれから起こるか説明しておく（眼球運動，うわごと，体動などが起こりうる）
- [ ] 起こりうるリスク
- [ ] 処置室にいる時間，処置後の観察時間
- [ ] 食事再開までの時間

3．準備

- [ ] モニタリング
- [ ] 薬剤
- [ ] 人を集める
- [ ] 物品 SOAPIER
  - [ ] Suction
  - [ ] Oxygen
  - [ ] Airway stuff
  - [ ] Pharmacy stuff
  - [ ] IV-line
  - [ ] Equipment 特にモニター
  - [ ] Rescue 救急カート，除細動器

モニタリングの頻度

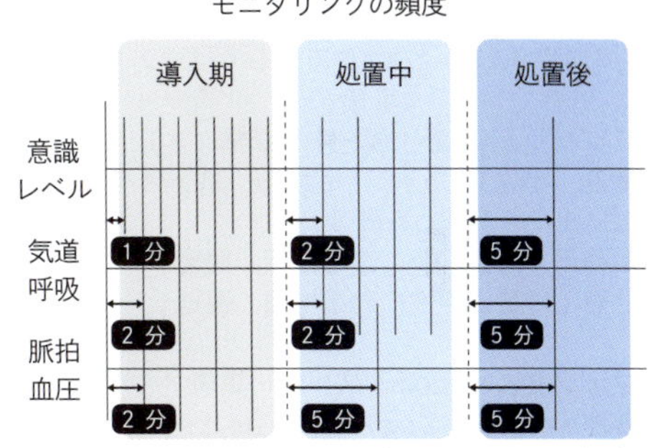

処置後少なくとも 30 分間は各項目を 5～15 分ごとに評価

4．実施

・投与量は理想体重で
・追加投与はピーク時間を過ぎてから
・少量分割，持続投与はボーラスより安全
・とにかくモニタリング

4-1．薬剤

■プロポフォール（鎮静：中～深，鎮痛：×）
・静注　0.5～1.5 mg/kg　追加 0.2～0.5 mg/kg　30 秒ごと
・点滴静注　1.5 mg/kg/時　→静注との併用可
　ピーク 30 秒　持続 5 分
・副作用：血圧低下，呼吸抑制，血管痛
・禁忌：卵・大豆アレルギー
・血管痛予防にリドカイン 0.5 mg/kg 使用可能
■ケタミン麻（鎮静：中　鎮痛：強）
・静注　1～2 mg/kg　追加 0.5 mg/kg　2 分ごと　ピーク 1 分　持続 10 分
・筋注　4～5 mg/kg　追加 2 mg/kg　作用発現 5 分　持続 20～30 分
・経口　5～10 mg/kg　作用発現 45 分　持続 2 時間　＊保険適用外
・経直腸　5～15 mg/kg　作用発現 10 分　持続 30 分　＊保険適用外
　副作用：体動，唾液増加，喉頭痙攣，頭蓋内圧亢進，覚醒反応

禁忌：頭蓋内圧亢進，上気道炎，中枢神経/心疾患，精神疾患，3 か月未満
＊静かな環境・親の付き添いで覚醒反応が減る
＊成人はたいてい大丈夫だが，時に強い覚醒反応が出現することもある
＊基本的には他の鎮痛薬の併用は不要．必要なら次の薬剤の併用を考慮してもよい
アトロピン：唾液を減らすために入れるが，エビデンスは乏しい
0.01 mg/kg(最大 0.5 mg)追加投与しない
ミダゾラム：嘔気嘔吐を減らす．覚醒反応を減らすこともある
0.025〜0.05 mg/kg(過鎮静注意)

■ケトフォール(ケタミン＋プロポフォール)
静注　それぞれ 0.5 mg/kg ずつ
(追加時 0.25 mg/kg 片方もしくは両方)

■ミダゾラム(鎮静：浅〜中　鎮痛：×)
・静注　小児 0.05〜0.1 mg/kg　成人 1〜2 mg(2〜3 分ごと)
ピーク 2〜3 分　持続 30 分
副作用：呼吸抑制，血圧低下，興奮
注意：用量依存性に効果増強，遷延

■フェンタニル(鎮静：浅〜中　鎮痛：×)
・静注　小児 1〜2 μg　追加 1 μg/kg 追加
成人 50〜100 μg　追加 25〜50 μg－2 mg(2〜3 分ごと)
ピーク 2〜3 分　持続 30 分
副作用：呼吸抑制，血圧低下，興奮
注意：用量依存性に効果増強，遷延

4-2．拮抗薬
・拮抗薬の効果を過信してはいけないし，軽くみてもいけない
・拮抗薬の半減期＜＜鎮静薬の半減期

■フルマゼニル(ベンゾジアゼピンの拮抗薬)
・静注　成人 1 回 0.2 mg 15 秒以上かけて投与　追加 1 分ごと　総量 1 mg まで
小児 1 回 0.01 mg/kg(0.2 mg を限度)　追加 1 分ごと　総量 1 mg まで
注意：投与後 60 分以内に再度鎮静状態に陥ることがある．痙攣がでることもある
禁忌：痙攣閾値が下がった状態の患者

■ナロキソン(オピオイドの拮抗薬)
・静注/筋注/皮下注　成人：0.1 mg×4 回まで　追加 1 分ごと
小児：0.01 mg/kg　追加 1 分ごと
効果発現：ただちに持続 20 分
注意：急速に投与すると鎮痛効果も一気に切れる

5. 処置後

・処置後 1 時間は疼痛の評価，治療，記録を行う
・少なくとも処置後 30 分は 5～15 分ごとにモニタリングが必要
・拮抗薬を使用した場合も変わらない
・処置後は過鎮静の危険が高い

5-1. 退出基準

- [ ] 行動/会話が処置前と同等
- [ ] 20 分間暗室で覚醒できる
- [ ] 適切な呼吸機能と防御反応
- [ ] バイタル安定，意識レベル正常
- [ ] 許容範囲内の嘔気嘔吐，水分量
- [ ] Aldrete スコア 8 点以上
- [ ] 疼痛自制内
- [ ] 新規出現の症状なし
- [ ] 退室の指示を理解できる
- [ ] 帰宅する安全な手段と自宅環境が確保されている

5-2. modified Aldrete score

大項目	評価	スコア
動作	指示に応じて，自力で四肢を動かすことができる	2
	指示に応じて，自力で四肢のうち半分を動かすことができる	1
	指示しても自力で四肢を動かせない	0
呼吸	深呼吸と咳嗽ができる	2
	呼吸困難感がある　または呼吸制限がある	1
	無呼吸	0
血圧	鎮静前と比較し < ±20%	2
	鎮静前の ±20-49%	1
	鎮静前と比較し > ±50%	0
意識	全覚醒	2
	呼びかけると覚醒する	1
	呼びかけに反応なし	0
SpO_2	室内気で SpO_2 > 92% を保てる	2
	SpO_2 > 90% を保つのに酸素が必要	1
	酸素投与しても SpO_2 < 90%	0

*9 点以上で帰宅可
（Aldrete JA：The post-anesthesia recovery score revisited. J Clin Anesth 7：89-91, 1995 より）

小児バイタル正常値一覧

正常心拍数

年齢	心拍数(/分)	平均(/分)
新生児〜3か月	85〜205	140
3か月〜2歳	100〜190	130
2歳〜10歳	60〜140	80
10歳〜	60〜100	75

正常血圧

年齢	収縮期(mmHg)	拡張期(mmHg)
3か月	78〜103	44〜65
1歳	85〜104	37〜58
2歳	88〜106	42〜61
7歳	96〜115	57〜76
15歳	110〜131	64〜83

低血圧の定義

年齢	収縮期(mmHg)
〜1か月	60未満
1か月〜1歳	70未満
1〜10歳	70+(年齢×2)未満
10歳〜	90未満

正常呼吸数

年齢	呼吸数(/分)
〜1歳	30〜60
1〜3歳	24〜40
4〜5歳	22〜34
6〜12歳	18〜30
13〜18歳	12〜16

付録4　鎮静薬(・鎮痛薬)使用同意書

鎮静薬(・鎮痛薬)を使用することにより，疼痛や不快感を伴う処置を，少し眠った状態で受けることができます．鎮静薬(・鎮痛薬)に対する反応は個人差が大きいですが，安全のため，処置後は1〜2時間の安静が必要ですし，当日は車の運転や高所での作業など，危険を伴う行為は控えていただく必要がありますのでご理解ください．なお，稀ではありますが副作用を起こす可能性もありますので，下記の問診にお答えください．

【問診】

①本日ご自身で運転して帰られますか．また，本日処置後に高所での作業など危険を伴う作業の予定がありますか．（　はい・いいえ　）

②薬・食べ物でアレルギーを起こしたことはありますか．（　はい・いいえ　）

③これまで鎮静薬(・鎮痛薬)を使ったことはありますか．（　はい・いいえ　）

ある方は，薬アレルギーはじめ何か問題はありましたか．（　　　　　　）

④てんかん，喘息，緑内障，前立腺肥大，睡眠時無呼吸症候群といわれたことはありますか．

（　てんかん・喘息・緑内障・前立腺肥大・睡眠時無呼吸症候群・どれもない　）

⑤何か病気をされたことはありますか．

（　心臓の病気・肺の病気・肝臓の病気・腎臓の病気・どれもない　）

⑥妊娠中(可能性含め)または授乳中ですか．（　はい・いいえ　）

⑦最後に飲食されたのは何時ですか．それは何ですか．（　時間　　　　　内容　　　　　）

⑧これまで「気管挿管」や「気管切開」をしたことがある方は以下の質問にお答えください．

⑧-1．行った時期と理由を教えてください　（　時期　　　　　理由　　　　　）

⑧-2．何かトラブルはありましたか

例)管が入りづらかった，など　（　　　　　　）

【鎮静薬(・鎮痛薬)の副作用】

まれに下記のような副作用が起こることがあります．それぞれの反応が起こっても適切に対応する準備はすでにされていますが，場合によっては入院が必要となります．

①無呼吸，呼吸抑制(呼吸が浅くなる)

②ショック

③心停止，血圧低下，血圧上昇，徐脈(脈が遅くなる)

④過敏症(かゆみ，赤み，蕁麻疹，発疹など)

⑤せん妄，めまい，興奮，頭痛，悪夢，ふるえ

⑥消化器症状(嘔気，嘔吐)，しゃっくり，咳，尿もれなど

以上ご理解いただきご同意の上，鎮静薬(・鎮痛薬)の使用を希望される場合ご署名お願いいたします．

年　　月　　日　ご署名

※使用の判定　使用（　可・不可　）　医師名

付録 5　小児の鎮静前後の評価に用いるチェックシートの例

<table>
<tr><td rowspan="2">氏名</td><td colspan="3" rowspan="2"></td><td>年齢</td><td>歳　　か月</td></tr>
<tr><td>体重</td><td>kg</td></tr>
<tr><td>アレルギー歴</td><td colspan="5">なし　・　あり(　　　　　　　　　　　　　　　　　　　)</td></tr>
<tr><td>ASA クラス</td><td colspan="5">I　／　II　／　III　／　IV　／　V</td></tr>
<tr><td>目標時間</td><td colspan="5">分</td></tr>
<tr><td>目標鎮静深度</td><td colspan="5">浅鎮静　／　中等度鎮静　／　深鎮静　／　全身麻酔</td></tr>
<tr><td>最終経口摂取</td><td>月　　日　　時</td><td>摂取内容</td><td colspan="3"></td></tr>
<tr><td>鎮静の妥当性</td><td colspan="5">あり　・　なし</td></tr>
</table>

<table>
<tr><td>投与薬剤</td><td colspan="3">ミダゾラム　・　ケタミン　・　プロポフォール</td></tr>
<tr><td>投与経路</td><td colspan="3">経口　・　経鼻　・　経直腸　・　筋注　・　静脈注射</td></tr>
<tr><td>禁忌</td><td>あり　・　なし</td><td>同意書</td><td>あり　・　なし</td></tr>
<tr><td>鎮痛の併用</td><td colspan="3">薬剤：　　　　　投与経路：　　　　　投与量：</td></tr>
</table>

<table>
<tr><td rowspan="4">準備物品リスト</td><td>□ 酸素</td><td>□ BVM</td><td>□ 喉頭鏡</td><td>□ ブレード</td><td>□ 除細動器</td></tr>
<tr><td>□ 吸引</td><td>□ 救急カート</td><td colspan="3">□ 挿管チューブ(3 サイズ)</td></tr>
<tr><td colspan="2">□ SpO_2 モニター</td><td colspan="2">□ 心電図モニター</td><td>□ カプノグラフィ</td></tr>
<tr><td colspan="5">□ その他(　　　　　　　　　　　　　　　　　　　)</td></tr>
</table>

実施スタッフ	医師	看護師

<table>
<tr><td rowspan="2">鎮静前バイタル
時　　分</td><td>HR</td><td>BP</td><td>SpO_2</td><td>RR</td></tr>
<tr><td>BT</td><td colspan="3">GCS</td></tr>
<tr><td>初期投与</td><td>薬剤</td><td colspan="2">投与量(単位)</td><td>投与経路</td></tr>
<tr><td>時　　分</td><td></td><td colspan="2"></td><td></td></tr>
<tr><td>追加投与</td><td>薬剤</td><td colspan="2">投与量(単位)</td><td>投与経路</td></tr>
<tr><td>時　　分</td><td></td><td colspan="2"></td><td></td></tr>
<tr><td rowspan="2">処置後バイタル
時　　分</td><td>HR</td><td>BP</td><td>SpO_2</td><td>RR</td></tr>
<tr><td>BT</td><td>GCS</td><td></td><td></td></tr>
</table>

<table>
<tr><td rowspan="5">帰宅時
チェックリスト
(入眠は除外の理由にならない)</td><td>ABC の異常なし(気道の開存，バイタルの安定)</td><td>はい</td></tr>
<tr><td>鎮静前と同様の発語，会話ができる</td><td>はい</td></tr>
<tr><td>鎮静前と同様の運動ができる(例；起立，歩行)</td><td>はい</td></tr>
<tr><td>薬剤最終投与から 30 分以上経過している</td><td>はい</td></tr>
<tr><td>保護者に帰宅指示書を渡し，その内容を理解している</td><td>はい</td></tr>
</table>

(日本小児科学会，日本小児麻酔学会，日本小児放射線学会：MRI 検査時の鎮静に関する共同提言．2013(2015 一部修正)，https://www.jpeds.or.jp/uploads/files/20150129.pdf[2016 年 9 月 30 日閲覧]，An Evidence-Based Approach To Pediatric Procedural Sedation. Pediatric Emergency Medicine Practice 9, 2012. を参考に作成)

付録6　小児の鎮静後に家族への説明・指導に用いる文書の例

鎮静を受けられたお子様のご家族に
ご帰宅後の注意点

本日あなたのお子様は，MRIの検査を受けた際に検査を確実にかつスムーズに行うために眠くなる薬(鎮静薬)の投与を受けられました．検査中および検査後は，厳密な監視体制のもと全身状態に問題がないことが確認されており，かつ帰宅できる状態であると判断されました．一般的に今後鎮静薬の影響がでることはないと思われますが，極めて稀に24時間以降までふらつくなどの影響がみられることがあります．今後24時間は以下のことにご注意ください．

1) ご自宅に着かれるまでの間，特に呼吸の仕方を注意深く監視してください．チャイルドシートに乗せられる場合は，特にご注意ください．
2) 帰宅後そのまま眠ってしまわれるようであれば，できれば最低1回は2時間以内に起こし，問題のないこと(呼吸の仕方がおかしくないことや刺激を加えると短時間でも目を覚ますこと)を確認ください．
3) 帰宅後嘔吐することがあるかもしれません．検査後に水分が摂れることは確認していますが，帰宅後すぐに固形物を与えることは避け，まず水がしっかりと飲めることを確認し，食事を開始してください．目安として通常の食事を再開するまで検査終了後最低2時間程度はお待ちください．
4) 検査終了後8時間程度は1人で入浴させないようにしてください．
5) 検査終了後24時間は，以下のような運動を保護者の目の届かないところで行うことは避けてください．
   ＊水泳など危険を伴う運動
   ＊自転車やスケートボードなど手足を協調させて行う運動
6) 呼吸の仕方がおかしい，起こしても全く反応しないで目を覚まさないなどの問題が発生したときには早急に救急車を呼んでください．
7) その他，帰宅後に何らかの疑問点，心配な点などがありましたら遠慮なく下記連絡先までご連絡ください．

   TEL ○○－○○○－○○○○

以上説明を受けました．

患者氏名 ＿＿＿＿＿＿＿＿＿＿　日付 ＿＿＿＿＿＿

保護者氏名 ＿＿＿＿＿＿＿＿＿＿　本人との関係 ＿＿＿＿

説明者 ＿＿＿＿＿＿＿＿＿＿

(日本小児科学会，日本小児麻酔学会，日本小児放射線学会：MRI検査時の鎮静に関する共同提言．2013(2015一部修正)，https://www.jpeds.or.jp/uploads/files/20150129.pdf[2016年9月30日閲覧]より)

付録7 「MRI検査時の鎮静に関する共同提言」の早見表

(A) 必ずしなければならない：現時点で必ず実施(25項目)

- 検査依頼医の条件(①②)
  - ① 自施設でのMRI検査の適応を正確に評価する
  - ② 鎮静方法とリスクを家族に説明し同意を得る
- 鎮静担当医の条件(③④)
  - ③ 鎮静薬に習熟し，有害事象の際は適切な対応ができる
  - ④ 鎮静当日に総合的に患者評価を行い鎮静可能か最終判断する
  - ⑤ 緊急検査の場合に最終飲食時間を確認して誤嚥の危険性を評価する
  - ⑥ 鎮静中は，患者の監視に専念し初期の救命処置ができる医師または看護師を配置する
  - ⑦ 検査室では，MRI対応と非対応を明示した機器/器具を正しく配備する
  - ⑧ 緊急時にすぐに対応できる人員と連絡の体制を定める
  - ⑨ 緊急時の手順を明確にしておき，関係者に事前に周知しておく
  - ⑩ 救急カートは，磁場の影響を受けない検査室の近くに設置する
  - ⑪ 緊急用の機器/器具/薬剤は，患者のサイズにあったものが蘇生場所ですぐ使えるよう点検/配備する
  - ⑫ 検査室内に酸素と吸引の準備を行う．準備困難な場合は隣室で使用できるようにする
  - ⑬ 緊急事態では，磁場の及ばぬ検査室外に患者を移動して，救命・蘇生処置を行う
  - ⑭ 鎮静薬を使用する一定時間前から検査後の覚醒確認まで経口摂取を制限する
- 監視に専念する医師または看護師は(⑮⑯)
  - ⑮ MRI対応のパルスオキシメーターを使用しながら患者の様子を観察する
  - ⑯ 監視内容を適宜記録する
- 検査終了後の監視の人員および監視の場所は以下の要件を満たす(⑰〜⑲)
  - ⑰ 患者の監視に専念する医師または看護師を配置する
  - ⑱ 覚醒確認までは，磁気の影響がなく蘇生処置が可能な場所を準備する
  - ⑲ バックアップチームが容易にアクセスできる場所を準備する
- 検査終了後から覚醒確認までは以下の要件を満たす(⑳㉑)
  - ⑳ 監視を継続して適宜記録する
  - ㉑ 検査中と同様，緊急時の手順を定めて関係者に事前に周知する
- 帰宅/一般病室へ帰棟を許可する前に以下の要件を満たす(㉒〜㉕)
  - ㉒ 覚醒確認を行う
  - ㉓ 家族に鎮静後の注意点や対応方法の説明を行う
  - ㉔ 一般病棟に帰室後，担当看護師は，飲水や歩行を開始する際に児の安全を確認する
  - ㉕ 帰宅や帰棟の条件を満たさない場合は，入院あるいは転院を考慮する

(B) 強く推奨する：現時点で実施することを強く推奨する(21項目)

① 検査依頼医は，MRIの検査適応を診断医と事前に協議する
② 診断医は，鎮静担当医を兼ねない

③ 検査は，小児の MRI に関する専門知識を持った診断医と協議できる施設で実施する
④ 説明書（MRI 検査・造影・鎮静）と同意書（造影・鎮静）を準備する
⑤ 検査依頼医は，患者家族に説明した内容を適宜カルテに記録する
⑥ 検査室内に酸素と吸引の配管設置をする．ない場合は新設/機器更新時に設置する
⑦ 麻酔科医，救急医などで構成される緊急時のバックアップチームを設置する
⑧ 夜間，休日などに鎮静を行う場合は，時間外緊急時の連絡・対応体制を定める
⑨ 新設/機器更新時には隣接エリアに蘇生場所・回復室となりうる場所を確保する
⑩ 緊急時に使用する薬剤の体重ごと投与量換算表を準備する
⑪ 経口摂取の制限は，全身麻酔に準じた 2-4-6 ルールを遵守する
⑫ 緊急検査において，誤嚥の危険性が高い場合は，事前に気管挿管を考慮する
⑬ 鎮静担当医は，患者評価のチェックリストを準備し，鎮静前に必要事項を確認する
⑭ 患者評価（チェック項目）は担当看護師など複数名で確認する
⑮ 検査中は，目視あるいはモニターカメラを通して呼吸状態を監視する

- MRI 装置更新時には（⑯⑰）

⑯ 呼気終末二酸化炭素モニター（カプノメーター）を設置する
⑰ 操作室内から患者を監視できるモニターカメラ（2 方向以上）を設置する

- 鎮静担当医は（⑱～㉑）

⑱ 検査終了後の移動の際，患者に同行し観察する
⑲ 鎮覚醒確認を行い帰宅許可や一般病室への帰棟を許可する
⑳ 覚醒確認後に家族に経過を説明して，カルテに記録する
㉑ 鎮静担当医は，病室に帰棟する際や転院搬送を要する場合は患者に同行し観察する

(C)　望ましい：現時点では実施が望ましい．現時点では実施できなくても，これから 5 年程度以内には実施することを強く推奨する（10 項目）

① 造影剤使用の承諾書と鎮静の承諾書はそれぞれ分ける
② MRI 対応の呼気終末二酸化炭素モニター（カプノメーター）を配備する
③ 鎮静担当医は，MRI 対応の自動血圧計や心電図モニターを準備する
④ 監視に専念する医師または看護師は，5 分おきに監視項目を記録する

- 監視場所，監視状況は以下が望ましい（⑤～⑩）

⑤ 保護者が同席できる場所を準備する
⑥ MRI 検査室から移動距離が短い場所を準備する
⑦ 必要に応じてカプノメーター（MRI 非対応でも可）を使用する
⑧ 必要に応じて心電図モニターを使用する
⑨ 覚醒確認まで 5 分おきに監視記録を継続する
⑩ 鎮静担当医は，覚醒確認後に経過を家族に文章で説明して，カルテに記録する

（日本小児科学会，日本小児麻酔学会，日本小児放射線学会：MRI 検査時の鎮静に関する共同提言．2013（2015 一部修正），https://www.jpeds.or.jp/uploads/files/20150129.pdf［2016 年 9 月 30 日閲覧］より）

索引

和文

数字・欧文